U0243569

编 委 会

岭南刘氏内科流派传承工作室

岭南刘氏内科流派

学术思想研究

主 编◎杨忠奇　刘健红

中医研究

广东高等教育出版社
Guangdong Higher Education Press

·广州·

图书在版编目（CIP）数据

岭南刘氏内科流派学术思想研究/杨忠奇，刘健红主编. —广州：广东高等教育出版社，2020.11

ISBN 978 - 7 - 5361 - 6798 - 8

Ⅰ.①岭…　Ⅱ.①杨…②刘…　Ⅲ.①中医内科学 - 中医流派 - 学术思想 - 研究 - 广东　Ⅳ.①R25

中国版本图书馆 CIP 数据核字（2020）第 126456 号

LINGNAN LIUSHI NEIKE LIUPAI XUESHU SIXIANG YANJIU

出版发行	广东高等教育出版社
	地址：广州市天河区林和西横路
	邮政编码：510500　电话：（020）87553335
	http://www.gdgjs.com.cn
印　刷	广州市穗彩印务有限公司
开　本	787 毫米×1 092 毫米　1/16
印　张	10.5
插　页	6
字　数	267 千
版　次	2020 年 11 月第 1 版
印　次	2020 年 11 月第 1 次印刷
定　价	38.00 元

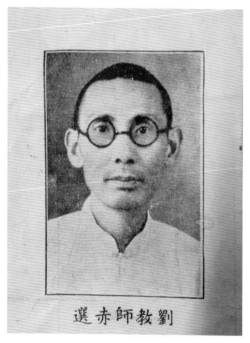
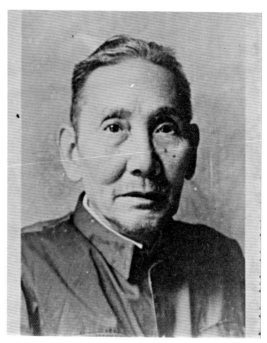

刘赤选教授

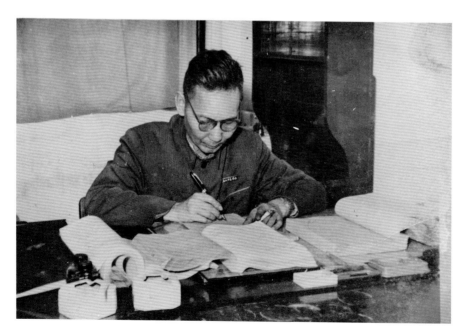

刘赤选教授工作中

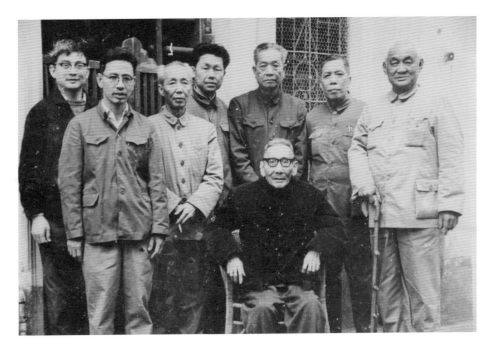

1976年刘赤选教授80大寿时，与陈宏珪（左1）、刘亦选（左2）、黄耀燊（左3）、李任先（左4）、李仲守（右3）、罗元凯（右2）、钟耀奎（右1）教授合影

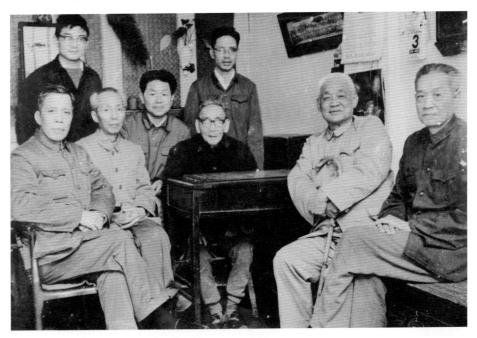

1976年刘赤选教授80大寿时，与罗元凯教授（前排左1）、黄耀燊教授（前排左2）、李任先教授（前排左3）、钟耀奎教授（前排右2）、李仲守教授（前排右1）、陈宏珪教授（后排左1）、刘亦选教授（后排右1）合影

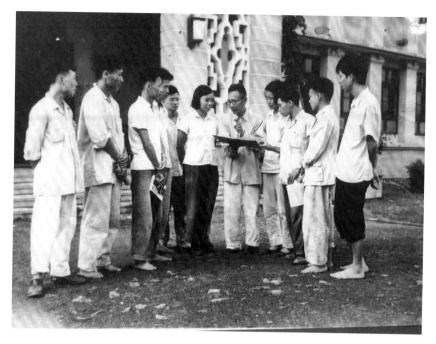

1956 年刘赤选教授为广州中医学院第一届学生讲授课程

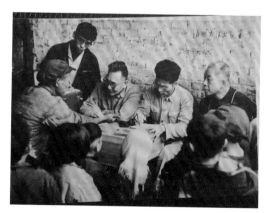
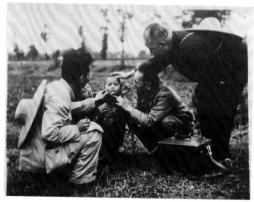

刘赤选教授下乡巡诊

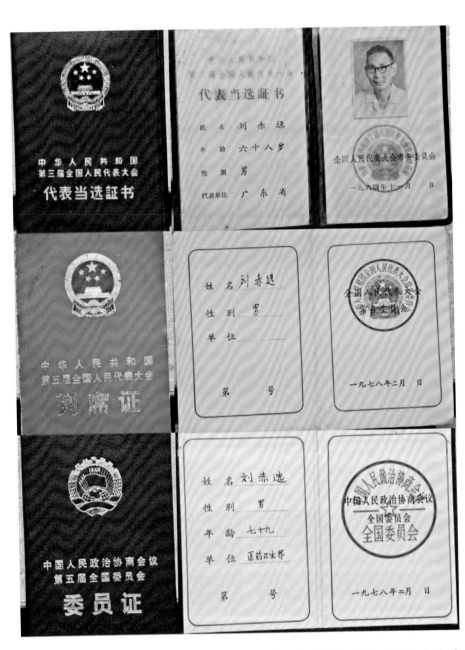

刘赤选教授1964年当选为第三届全国人民代表大会代表，1978年当选为中国人民政治协商会议第五届全国委员会委员

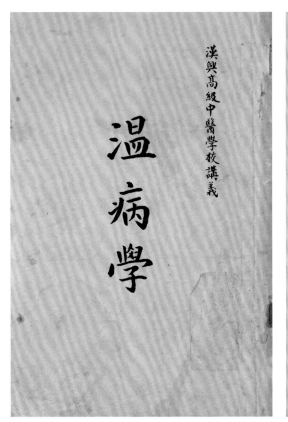

漢興高級中醫職業學校講義

溫病學　　　　　　　上冊

緒言　　　　　　　順德劉赤選編述

（一）溫病之定義　內經曰，冬傷於寒，春必病溫，冬不藏精，春必病溫。夫溫病雖傷於寒，與不藏精之分，而皆至春必發，蓋因春暖之氣而為病也。後人以六氣中無病溫字，不知溫有瘟疫也，感天地之雜氣，與溫病同種，異原證治自別。夫溫病者暖之象大之用也，而其完極必歸於熱。然後乃至於殺人，所以故人稱溫病多曰溫熱。近日西醫學名為輕重熱素，問熱論及刺熱等編，論熱病最詳，溫病要不能越其範圍，而別生變化乃不回熱病，而必定名為溫病者，熱之漸熱者溫之與熱，二而一，末一而二者也，吾不能不為明暸之判別，回溫者熱之漸，熱者溫之極。

（二）溫病之歷史，素問熱病曰，「凡病傷寒而成溫者，先夏至日者為病溫」，溫病見於簡籍，此為最古，仲景傷寒論曰「發熱而渴不畏寒者為溫病」，寒溫數語有論有方，彼長沙懶宗族死亡，遒未乃著傷寒論三百九十七法，百

漢興中醫學校講義

溫病學

上冊

一

右上手書批註：

「瘟」即戰時疫飢

鑪疫得染最速

發作最重用葯

原︙證治自別

必大利頻投乃可

挽救

温輕其病徳慢

輕慢初起極輕用

而真軽清単淺

華南國醫學院溫病學講義　　順德劉赤選編述

緒言

定義

(一)溫病之定義　內經曰。冬傷於寒。春必病溫。又曰。冬不藏精。春必病溫。夫溫病雖有傷於寒、與不藏精、之分。而皆至春必發。蓋因春暖之氣而為病也。後人以六氣中無溫字。遂混瘟為溫。不知瘟者癘疫也。火之用也。而其窮極。必歸於熱。然後乃至於熱。熱者溫之極。二而一。亦一而二者也。吾不能不為明暸之判別曰。溫者熱之漸。熱者溫之極。

原︙證治自別。夫溫者。暖之象。與溫病同種異。所以古人稱溫病。多曰溫熱。近日西醫學名為輕重熱。素問熱病論。及刺熱、評熱、等篇。論熱病最詳。而必定名為溫者。所以溯病之所由始。即示人以社漸防微之意歟。要之溫之與熱。而別生變化。乃不曰熱病。

(二)溫病之歷史　素問熱病論曰。「凡病傷寒而成溫者。先夏至日者為病溫。後夏至日者為病暑。」溫病見於簡籍。此為最古。仲景傷寒論曰。「發熱而渴、不惡寒者。為病溫。」家家數語。

20世纪30年代，刘赤选教授任教于香港华南国医学院期间，为该校编撰《温病学讲义》

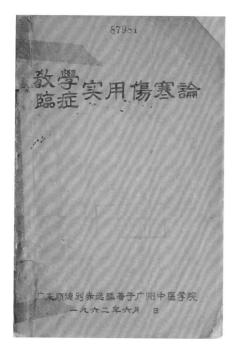

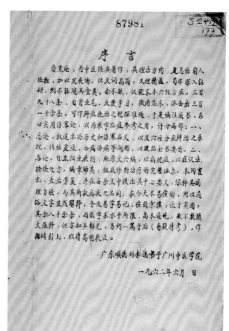

刘赤选教授对伤寒亦有一定造诣，在广东汉兴高级中医学校任教时，曾编撰《伤寒论讲义》，1962 年，又编写了《教学临症实用伤寒论》一书，作为广州中医学院的教材，油印本内部发行

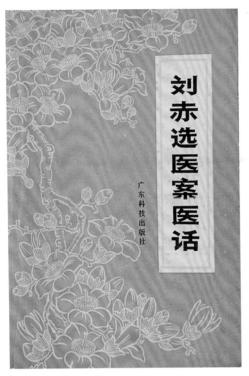

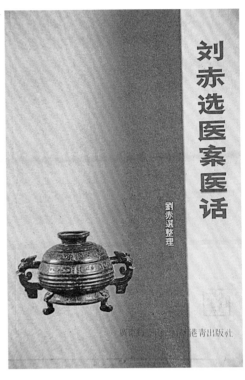

1979年，广州中医学院成立专门小组，对刘赤选临床医案进行整理，选医案医话52例，编成《刘赤选医案医话》一书，由广东科技出版社出版，集中反映了刘赤选的临床成就

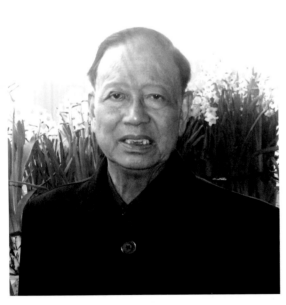

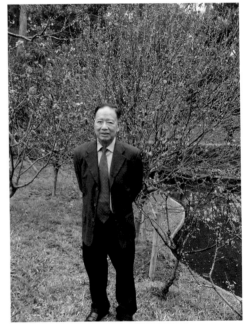

刘亦选教授生活照

前　言

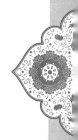

　　岭南刘氏内科流派由刘赤选教授始创，并以其子刘亦选教授为第二代传承人代表，现由其孙女刘健红教授及刘亦选教授的弟子杨忠奇教授、汪朝晖教授、黄小平教授等人传承发扬。

　　流派创始人刘赤选教授，广东顺德人，是广东省名老中医、广州中医学院教授，曾先后担任学院伤寒教研室主任、温病教研室主任等职，是我国近代有影响力的中医教育家和温病学专家。其从事医疗、教学工作60多年，在传承与发扬中医经典理念、创新临床教学方面做了大量工作，其代表著作有《温病学讲义》《温病知要》《学习温病的关键》《教学临症实用伤寒论》《刘赤选医案医话》等。其学术思想源自《灵枢》《素问》，秉承张仲景，效法叶天士、吴鞠通，博采各家，对内科、伤寒、温病的研究造诣甚深。他主张学中医应抓住精华；主张伤寒、温病的寒与温结合融会贯通；主张宗古方治疗内科杂病。其归纳脏腑经络四种状态为"常、变、险、坏"；提出"温病兼夹"概念，兼有五兼，分别是兼寒、兼风、兼暑、兼湿、兼燥，夹有四夹，分别是夹痰水、夹食滞、夹气郁、夹血瘀。

　　刘亦选教授是广东省名中医、广州中医药大学内科教授、硕士研究生导师、内科教研室主任，曾任广州中医药大学第一附属医院大内科主任兼心血管内科主任。其从事医疗、教学、科研工作50多年，融会贯通，逐渐形成有个人特色的学术思想，代表著作有《中医心脏病学》《中医内科学》《内科急症学》等。其擅长治疗冠心病，认为"心本乎肾"，提出冠心病"其位在心，其本在肾"，治宜补肾通心，有"四通""四补"之法。对高血压病的治疗，认为其病机为水不涵木，病位在肝，其本在肾，对肾精不足、阴阳两虚型的高血压病采用自拟育阴助阳方，从治肾入手以治肝，疗效显著。

　　岭南刘氏内科流派在呼吸系统疾病、心脑血管疾病、老年疾病、内科杂病等领域深入研究，尤其对发热、咳喘、冠心病、高血压、心力衰竭等疾病深入研究，形成独特的学术思想、学术观点。

本书重温了刘赤选教授的医案医话、论文和刘亦选教授的论文，是岭南刘氏内科流派学术思想和临床经验的结晶。希望通过本书的出版，能够将岭南刘氏内科流派的学术思想传承下去，使广大医务工作者能从中获益，为岭南中医传承事业贡献微薄之力，同时也作为岭南刘氏内科流派工作室建设的一份成果。

　　由于我们的水平有限及资料收集欠缺，书中内容若有疏漏、不当之处，敬请读者不吝批评指正。

岭南刘氏内科流派传承工作室

杨忠奇　刘健红

2020 年 6 月

岭南刘氏内科流派简介

一、刘赤选教授简介

刘赤选教授（1897—1979），男，广东顺德人，广东省名老中医，广州中医药大学教授，岭南刘氏内科流派创始人，是近代有影响力的中医教育家和温病学专家。

刘老自1912年起自学中医，16岁开始在顺德永善医院跟师临床实习，1922年自设诊所于广东顺德乐从行医故里。25岁经考试院（广州卫生局）检核合格，成为注册中医师。1926年迁居广州，于西关十八甫路冼基西开设诊所，以善治发热病、咳嗽、喘症闻名。1928年起先后在广东中医药专门学校、广东省立国医学院、华南国医学院、广东汉兴国医学校、广东省中医进修学校等校任教，讲授"温病学""伤寒论"课程。1935—1936年兼任广东中医院（大南路）内科主任，兼临床教授。1956年广州中医学院成立后，先后担任学院伤寒、温病教研组主任，教务处处长及学院顾问等职。1978年被授予广东省名老中医称号。曾任广州市卫生工作者协会执行委员、广州市政治协商委员会委员、广州市中医学会执行委员。1964年当选为第三届全国人大代表，1978年当选为中国人民政治协商会议第五届全国委员会委员，列席中华人民共和国第五届全国人民代表大会。

刘老从事中医临床及教育工作60多年，把毕生精力贡献于中医事业，治学时法度严谨，诊病时一丝不苟。既善治病，又善心传口授、培养人才，讲课时既有系统，而又理论联系实际、深入浅出，是深受同学欢迎的好老师。在长期教学、临床实践过程中，积累了丰富的教学经验，形成了独特的医疗风格。学术思想源自《灵枢》《素问》，秉承张仲景，效法叶天士、吴鞠通，博采各家之长，对内科、伤寒、温病的研究造诣甚深。他主张学中医应抓住精华；主张把伤寒、温病的寒与温相结合并融会贯通；主张宗古方治疗内科杂病。于温病学方面，更是师古而创新，发展了温病学说。他认为南方温热病十分广泛，在急性外感热病中，温病总是占大多数，所谓"温证十有六七，伤寒十无一二"。主张温病分为四类，即温热、燥热、风温、湿温；提出"温病兼夹"概念，兼有五兼，分别是兼寒、兼风、兼暑、兼湿、兼燥，夹有四夹分别是夹痰水、夹食滞、夹气郁、夹血瘀。诊断上首重辨舌，对"验舌决生死"经验独到。其辨证施治，则以叶天士"卫气营血"为纲，以病统证、对证拟方。他还认为南方疫病热势焚乱，由里达表，始终皆热，应掌握温病各个阶段用药指征，羚羊角、犀牛角（现已禁用）当用即用，清营凉血时切勿忘记渗利痰水湿浊。1957年他带领学院教师及西医学习中医研究班学员到广州市传染病医院参加乙型脑炎患者抢救工作，运用温病学说辨证论治，取得显著成绩，疗效良好，后遗症少，治愈率达94.6%，并撰写《中医对乙型脑炎的诊疗方法》。他还多次参与流行性脑膜炎、钩端螺旋体病、肠伤寒、流行性出血热等传染性急重疾病的抢救。

刘老常教导学生："精研《伤寒论》经典著作之余，不能囿于仲景成法而故步自封，忽视后来之发展；而读通温病学说之后，亦不能忘记源出于《伤寒论》，妄自抹杀古人成法。"这些观点与精辟论述，对伤寒论与温病学的理论及临床影响深远。他还主张"治重症大症，要用仲景经方；治温热时病，叶派时方，轻灵可取"。在治疗内科杂病方面，临床经验丰富，立法遣方有道，加减用药精专。刘老精通《灵枢》《素问》与《伤寒论》理法，对金元明清诸家学说亦能兼收并蓄、运用自如。曾提出"研究温病者，必先钻通伤寒"，反对经方、时方两派的门户之见。在教学过程或著作中，刘老阐述《伤寒论》原著，总从临证实用出发，认为仲景辨证条分缕析，组方用药严谨精当，疗效卓著，奉之为圭臬。在教学上，刘老讲授温病、伤寒、内科等课程，主张中医教学宜深入浅出、以简驭繁、联系临床实际应用，例如教授温病学，认为关键是要将温病与伤寒相鉴别，在南方急性外感热病中，温病总是居大多数的，说明了南方温热病的广泛性。

刘老临证善用经方治疗内科杂病，如用吴茱萸汤治胃虚寒饮之噎膈，桂枝人参汤治虚寒胃痛，猪苓汤治阴虚水肿，当归四逆汤治风湿寒痹，苓甘五味姜辛汤治肺寒哮喘等。刘老运用经方反对机械地对号入座，用药最忌庞杂，崇仲景药少力专之旨，形成用药味少而量大的风格。在抢救危重病症时，尤显胆识过人，如用白虎汤为主治暑瘵（肺出血型钩端螺旋体病），用白木通加猪胆汁汤治阴枯阳竭之昏迷（肝昏迷），用大承气汤治阳明腑实之热厥（病毒性脑炎）等，每起沉疴。在治疗外感时病，多用时方，如常以新加香薷饮合清络饮治暑湿初起发热、头身痛，用桑杏汤治秋燥咳嗽，用王氏连朴饮治暑湿吐泻，用三仁汤治湿温泄泻等，每以时方法活灵巧取胜。对后世各家医籍精研不倦，临证所用之方，亦旁及各家，如用《冷庐医话》醉乡玉屑散加减治痢疾，《太平惠民和剂局方》失笑散加味治关格，《素问病机气宜保命集》黑地黄丸治便血，《傅青主女科》二地汤治月经过多等。根据临床千变万化的病情，自拟的方亦不少。其选方精良，加减灵活，思路开阔，既能秉承前贤之精华，又能发挥古人之未备。

刘老早年开始著书立说，随着时间积累，又写了不下 60 万字的教材、医案、学术论文和经验总结，为温病学、伤寒论的教学与临床作出了贡献。包括《温病学讲义》《伤寒论讲义》《学习温病的关键》《温病知要》《教学临症实用伤寒论》《刘赤选医案医话》《中医临床方药手册》等。刘老学术思想及临床经验介绍已收载入 1983 年卷《中医年鉴》。

刘老治学严谨，不尚浮夸，博采众长，勤于实践，敦品务实，医德高尚，待人以诚，不染薄俗，诊疾不分贫富贵贱，一视同仁，向以治病救人为怀，医德有口皆碑，深受人们爱戴，在国内及东南亚地区的中医界享有盛誉。

二、刘亦选简介

刘亦选教授（1934—2008），男，汉族，广东顺德人，广东省名中医、广州中医药大学内科教授、中医内科学心血管专业硕士研究生导师。

1934 年 9 月出生于中医世家，幼承家学，耳闻目睹中医药能救死扶伤，在父亲（广东省名老中医刘赤选教授）的影响与指导下，自幼立志岐黄，少年时期开始随父亲学习中医；1951 年 9 月入读广东省中医药专科学校。1955 年 8 月毕业，根据国家需要，被分配到肇庆地区的广宁县医院；1973 年 11 月调入广州中医药大学内科工作。长期从事临床、教学、科研工作，退休前任广州中医药大学内科教研室主任、大内科主任、心内科主任和中国中医药学会理事、中国中医药学会广东分会内科主任委员等职务。

医疗上，积极吸收中西医专长，诊治疾病时常用中西医两法诊断和辨证，运用中医中药防治疾病。特别对心血管系统疾病悉心研究，如冠心病、高血压、风湿性心脏瓣膜病、慢性肺源性心脏病、心力衰竭等。在诊断、治疗上，发明了一些独特的方法。对冠心病心绞痛和心肌梗死，根据患者本虚标实的病机，认为原因一是正虚，无力鼓动血脉运行，血脉凝滞而淤；二是邪实，邪气壅滞心之正经别脉。在中医辨证论治冠心病等心血管系统疾病有

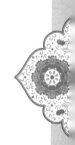

独到之处，对危重疑难患者运用中西医结合进行抢救，在临床上取得了确切疗效。撰写的《原发性高血压证治规律探讨》《急性心肌梗塞的辨治体会》两篇论文在广东省中医药学会第四届内科专业委员会学术会议上受到好评。

教学上，刘亦选教授注重理论联系实际，在任内科主任的13年间，组织科室全体同志共同搞好内科医、教、研工作，并取得了较好的成绩。1985年，他组织1982级同学参加全国中医学院中医内科学统一考试，取得了总分第一的好成绩。他主编有《中医心脏病学》《中医内科学》《内科急症学》等著作，还有参加内科已出版的书刊编写共15本；在日本及国内省级以上杂志发表论文《论冠心病的本虚标实与辨证论治》等7篇，合共著述约52万字，质量较高。他主编的《中医心脏病学》作为本科班选修教材，同学们都认为该教材内容理论联系实际，易学易懂。他参加编写的《著名中医学家的学术经验》一书获得1977—1981年全国优秀图书奖。

刘亦选教授躬身临床工作50多年，积累了丰富的临床经验，对许多内科疑难病证的诊疗均有独到之处。师古而不泥古，敢于创新，临床辨证强调在八纲辨证的指导下重视脏腑辨证。如治疗冠心病，认为"心本乎肾"，该病多发生于中年之后，其人肾气自衰，肾脏对五脏功能的促进作用开始减退，五脏之间功能的协调平衡被打乱，痰、瘀等病理产物在体内逐渐形成，以至壅滞心脉，便成胸痹心痛之证，提出冠心病"其位在心，其本在肾"，治宜补肾通心，有"四通""四补"之法。对高血压病的治疗，认为其病机为水不涵木，病位在肝，其本在肾，对肾精不足、阴阳两虚型的高血压病采用自拟育阴助阳方，从治肾入手以治肝，疗效显著。

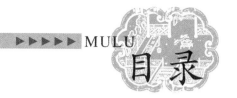

目录

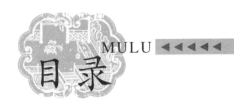

目录

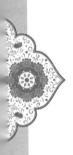

第二篇　刘赤选教授学术思想

第三篇　刘亦选教授学术思想

第一篇
刘赤选教授医案医话

暑 湿

暑湿一证，夏秋多见。叶天士云："长夏湿令，暑必兼湿。"吴鞠通等人更以为暑温即是暑湿。然暑为火热之邪，人感之乃患暑温（即单纯大热证候之暑温本证）。暑挟湿邪之患者，方为暑湿证候。两者不应混淆。由于夏令湿盛，兼挟湿者多，所以临床上暑湿证候比单纯的暑温本证要多见。王孟英说得好："论暑者，须知天上烈日之炎威，不可误以湿热二气并作一气始为暑也，而治暑者，须知其挟湿为多焉。"一般发于夏季者，称为暑湿，过夏而发者称为伏暑（湿）。

暑湿证候除有暑热之表现如发热、心烦、面赤而垢等症状外，初期病时尚有恶寒，若有湿遏表闭者可无汗或少汗。常有头身重痛、肢体怠倦等湿阻气机之症状，以及胸脘痞闷、恶心呕吐、腹胀便溏等湿阻运化之表现。然其辨证要点还在于：口多不渴或渴不多饮，舌苔必见滑或浊腻。暑湿证候之临床表现不一，如暑热之邪偏盛者，一般发热较高，证候较重；暑湿内袭者，一般多见胃肠运化失常之症状。暑湿内伏，缠绵不解者，往往久热不退，病情迁延。暑湿之治疗原则，以清暑利湿为主，佐以芳香化湿。初起病者，常用新加香薷饮合清络饮；暑热偏盛者，常用白虎汤清肃暑热、直折邪势，合千金苇茎汤加杏仁、滑石，以利尿去湿。对于一般之暑湿证候，刘老常以微辛微苦、芳化淡渗之法治之。如选用芳香微苦之土茵陈，既能透热中之湿，又能清湿中之热；黄芩、白薇泄热透热，而不伤中；藿香、佩兰、南豆衣、草果皮等俱芳香化湿；茯苓、薏苡仁甘淡健脾渗湿。诸药虽和平，但取效甚速。此外，西瓜、冬瓜及莲叶等药乃为解暑利尿之佳品，用于治疗暑湿，其效果不可轻视。

案例一 关某，男，82岁，工人。

1972年6月9日初诊。患者每天午后发热（37.3～37.5℃）已一月余，并伴有头痛，鼻塞，肢体倦怠，胸闷不舒，大便稍烂、每日一至三次，舌苔白，脉弦数。此属暑湿兼感风邪之证。治宜透湿清热，解表疏风。处方：茯苓18克、土茵陈18克、黄芩6克、白薇9克、神曲9克、石菖蒲9克、佩兰9克、薄荷8克（后下）、苍耳子12克、鲜莲叶小半边，3剂。

6月11日二诊。服药后低热已退，头痛、鼻塞好转，但仍觉五心微热，舌苔如前，脉弦数转缓。治法同上，按照前方加减，以巩固疗效。处方：茯苓18克、土茵陈18克、黄芩6克、白薇9克、神曲9克、薄荷3克（后下）、莲叶9克、苍耳子12克、山栀子12克，2剂。服后病获愈。

按语：此病本轻，但久热不退，缠绵不愈。此为暑湿困于脾胃，故见胸闷不舒、肢体怠倦、大便失调等症。若风邪上于清窍则见头痛、鼻塞。本例处方用药之意为用石菖蒲、佩兰、莲叶、苍耳子等品清芳宣解、化浊升清。山栀子善解郁热，以除五心微热之证。

案例二　黄某，女，58岁，家务工。

1973年10月31日初诊。患者于7月初开始发热，时高时低，屡医未效。初诊时，见发热（38.6～39.5 ℃）、恶风寒、无汗、头痛、咳嗽、咯黄稠或稀白痰、胸翳、气微喘、胃纳差、形体日瘦、大便少、舌心光红无苔、舌边有白苔、脉弦细而数。此属暑湿内伏，蒸迫于肺，津气受伤，兼感风寒，表气闭郁之证候。治宜表里双解、疏风化湿、清热养阴。处方：荆芥穗5克、桔梗9克、神曲9克、土茵陈15克、黄芩6克、白薇9克、茯苓15克、小环钗15克、甘草6克，3剂。

11月2日二诊。服药后汗出热退，恶风亦罢，胸翳气喘减轻，舌心光红转淡，苔白，脉仍弦细带数，唯咳痰未已。此表邪已解，伏热透减，然肺中痰热未清，津气未复。治宜化湿透热养阴，兼清痰热。处方：土茵陈21克、黄芩6克、神曲12克、白薇12克、枇杷叶9克、芒果核12克、苏梗9克、茯苓24克、小环钗15克，2剂。

11月4日三诊。已无发热，咳嗽、气喘俱已好转，但觉头身微痛，舌心仍光红，舌苔淡黄，脉弦细虚数。此为余邪未清，再用前法。处方：土茵陈15克、白薇9克、神曲9克、茯苓18克、枇杷叶9克、苏梗9克、蔓荆子9克、黄芩6克、小环钗15克，2剂。

11月7日四诊。咳嗽明显减少，头痛止，肩背微痛，舌质淡红，舌苔微黄而薄，脉弦细。此病已趋愈期，拟下方善后。处方：土茵陈15克、白薇9克、神曲9克、茯苓18克、枇杷叶9克、小环钗15克、桔梗9克、鹿衔草9克，2剂。服后获愈。

按语：本病发于夏季，感受暑湿，迁延不愈，又加深秋外感，以致暑湿内伏于里，外感闭郁于表，故见发热、头痛、恶寒、无汗；暑湿郁蒸迫于肺，肺失肃降，故见咳嗽、气喘、咯痰、胸翳；暑热久郁灼伤津气，故见舌质光红、舌中心无苔。治以表里双解之法。用荆芥穗、神曲、桔梗疏风解表；土茵陈、黄芩清热透湿；白薇透热外出、善退伏热；小环钗清虚热，养津气以扶正；茯苓健脾益气，利水渗湿。加芒果核、枇杷叶、苏梗以增强止咳化痰之力。蔓荆子善治头痛。鹿衔草善医肩背胸痛。

案例三　苏某，女，22岁，学生。

1965年7月19日初诊。患者于四天前游泳后开始发热，咳嗽，咯血痰，胸痛逐日加重。急诊入院。入院时发热41 ℃、呼吸急促、咯血、面色青紫、四肢厥冷、口渴无汗。检查脉搏140次/分，呼吸65次/分，血压140/60毫米汞柱；两肺满布湿性啰音，X线照片示双肺呈点片状阴影；心电图示低电压、窦性心动过速、Q－T间期延长；血清凝集反应为1∶400（阳性）。西医诊为钩端螺旋体病，肺出血型。采用青、链霉素肌肉注射，四环素静脉滴注及冰敷降温等措施，不仅未见病情好转，反而出现休克状态，遂请余会诊。会诊时症见高热、气促、咯血痰（色鲜红）、口渴、无汗、四肢厥冷、尿黄短少、舌红白而垢浊、脉沉细弦数。

中医临证：暑瘵（暑湿挟痰，闭塞于肺，灼伤阳络）。治宜清暑利湿、清热化痰。方用《伤寒论》之白虎汤合《千金要方》之苇茎汤加减。处方：生石膏18克、知母12克、苇茎18克、薏苡仁30克、冬瓜仁30克、桃仁12克、丝瓜络12克、旋覆花12克、川贝母9克、枇杷叶9克、竹茹9克、白薇9克。另用冬瓜、莲叶煎水代茶频饮，并多食西瓜（中医称西瓜为"天生白虎汤"）。

7月20日二诊。发热减退，四肢冷，仍有咳嗽、气促、咯血痰，口干欲饮，小便增多，未排大便，舌质淡红、苔灰白微带黄腻，脉濡数。血压66/33毫米汞柱。继以清暑利湿、化痰通络。方用苇茎汤加减。处方：苇茎18克、薏苡仁30克、冬瓜仁30克、北杏12克、滑石18克、川贝母12克、竹茹9克、枇杷叶9克、旋覆花9克、扁豆花9克、莲梗15克、瓜蒌壳9克、白薇6克。续用冬瓜、莲叶煎水作饮料，同时使用西药阿拉明等升压药物及抗菌素。

7月21日三诊。仍有发热（但不高），咳嗽、咯血痰，气促减轻，小便黄、量较多，大便一次呈黄褐色，舌质淡红、苔白腻，脉细数无力，血压基本稳定于正常范围。邪势已大减，但肺中痰热未清。方以清肺化痰为主。处方：旋覆花9克、浙贝母18克、瓜蒌仁9克、竹茹9克、白前9克、冬瓜仁80克、天花粉12克、白薇9克、知母12克、白茅根30克、天竺黄12克，2剂。

7月23日四诊。身微热，咳嗽、咯血痰减轻，咳引胸痛，神倦，心悸，舌质淡红，苔白，舌根部浊腻，脉细数，血压正常。此乃余热未清，心肺气弱。治宜清解余热、止咳化痰、益气养阴。方用《医方集解》之紫菀汤加减。处方：紫菀12克、知母12克、川贝母12克、白芍18克、阿胶珠（蛤粉炒）6克、旱莲草12克、苇茎13克、冬瓜仁30克、甘草6克、茜草根9克，2剂。后按此方随症加减连服6剂获愈。

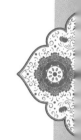

按语：暑瘵乃夏季暑热伤肺，火烁肺金，使阳络受伤，迫血上溢而致咳吐痰血之证候。此病虽非"痨瘵"，但失血后可见潮热、咳嗽、形体瘦弱、脉细略数等症状，故名"暑瘵"。

本例患者于盛夏游泳后，感受暑湿，蒸迫于肺，灼伤肺络而致暑瘵。暑易伤气，湿邪也易阻滞气机，致使阳气不能外达，故症见高热而四肢厥冷。患者虽处于休克状态，但未用人参、附子、干姜、桂枝等温阳药物，而是应用叶天士所提出之"通阳不在温，而在利小便"之法。以白虎汤清肃暑热，直折邪势；多食西瓜和服冬瓜、莲叶汤等利尿去湿之品，来达到通阳之目的，使病情逐渐化险为夷。

暑瘵后期，热势已退，则宜以甘寒益气养阴之法，以善其后。紫菀汤有益气养阴、化痰止咳之功，故常用之。此病危重，故采用中西医结合抢救方治愈。

本文载于《刘赤选医案医话》

咽　痛

案例一　伍某，男，49岁，干部。

1975年9月18日初诊。患者自诉1972年发现咽喉右侧有两块肿物，经西医检查为良性肿块。肿块疼痛时，从右颈至右侧胸部有牵引痛，尤以吞咽时为甚。胃口不好，饮食减退，不能吃固体硬物如饭粒、肉块等，形体日见消瘦，并见右上肢关节痹痛，活动受障碍。平素血压偏低，舌略淡，脉浮弦带数。此属风痰壅结咽中所致。治宜祛风除痰，兼用化浊之药。用甘桔汤加味。处方：甘草6克、桔梗13克、白芍15克、僵蚕9克、丹参12克、郁金9克、陈皮4.5克、地骨皮21克、桑寄生30克，3剂。

9月26日二诊。药后自觉咽喉稍顺，但仍不能进食粗硬食物，其他症状亦未改善。咽后壁之淋巴滤泡增生，舌苔淡白而润，脉弦。治宜按上法加重化痰之药。用温胆汤去法半夏加胆南星、僵蚕。处方：胆南星9克、竹茹12克、茯苓15克、枳壳6克、甘草6克、僵蚕9克、蛇胆陈皮末1.2克（冲服），3剂。

9月30日三诊。药后咽喉疼痛减轻，吞咽时才觉微痛，但右上肢关节痹痛未见好转。胃口稍好、大便正常、小便微黄、舌淡红、苔微黄、脉浮细、右脉略带虚数。照前方加减。处方：陈皮4.5克、竹茹12克、枳壳6克、茯苓15克、炙甘草4.5克、胆南星9克、人中白3克（冲服）、桔梗12克、浙贝母12克、蛇胆陈皮末1.2克（冲服）、僵蚕9克，3剂。

10月3日四诊。右上肢痹痛已好转，右颈部仍有微痛；咽喉肿块虽未消失，但已不痛；舌淡白、苔净、脉浮弦。处方：胆南星9克、天竺黄12克、蛇胆陈皮末1.6克（冲服）、浙贝母12克、茯苓15克、甘草9克、枳壳6克、僵蚕9克、人中白3克（冲服），4剂。

10月8日五诊。右颈部至右胸部之牵引痛已消失，能吞粗硬食物，饭量增多，睡眠好转，苔白，脉浮缓大。处方：法半夏12克、炙甘草4.5克、茯苓15克、陈皮1.8克、胆南星12克、天竺黄12克、枳壳9克、川贝母12克、人中白3克（冲服）、僵蚕9克，5剂。

10月27日六诊。病情继续好转，睡眠时好时差，舌微红，苔微黄而薄，脉缓带弦细（左脉较大）。用二陈汤加味。处方：法半夏12克、蛇胆陈皮末1.2克（冲服）、茯苓15克、甘草4.5克、川贝母12克、天竺黄12克、胆南星12克、僵蚕9克、风栗壳6克、人中白3克（冲服），7剂。

11月4日七诊。颈部稍有隐痛，饮食如常，大便烂（日三至四次），小便如常，苔白，脉滑稍弦。照前方加减。处方：法半夏12克、栝蒌仁15克、胆南星9克、天竺黄12克、僵蚕9克、茯苓15克、人中白3克（冲服）、浙贝母30克、蛇胆陈皮末1.5克（冲服）、风栗壳6克，7剂。

12月8日八诊。患者到某疗养院休养二十多天。来诊时自诉咽喉已不痛，右颈部之牵引痛消失，右上肢关节痹痛亦解，饮食如常，但咽部淋巴滤泡尚未完全消失，舌淡黄，苔薄，脉缓。再与前方加减以善其后。处方：醋制半夏 12 克、胆南星 9 克、人中白 8 克（冲服）、浙贝母 12 克、夏枯草 12 克、茯苓 15 克、炙甘草 6 克、蛇胆陈皮末 1.5 克（冲服），7 剂。

按语：本病主症为咽喉部之肿块。肿块之形成，乃风痰壅结所致。风去痰除则肿块消失，疼痛可止。《伤寒论》治少阴咽痛用桔梗汤，以消喉痹肿痛，用苦酒汤治咽中生疮，不能言语，声不出者。本例第一方以桔梗为主方，加除风痰、活血气之药以消壅结之肿块。苦酒即米醋，据刘老之经验，用醋制半夏代苦酒汤更为便捷，如无醋制半夏，可用牛胆汁制胆南星或蛇胆汁制陈皮亦佳。故第二方用此二味于温胆汤中以代法半夏、陈皮，仍加僵蚕以祛风痰而开喉中之痹阻。此后各诊都着力在除痰解结上下功夫。七诊取用之风栗壳亦是除痰消肿块之良药。主症既除，其他见症亦迎刃而解。

本文载于《刘赤选医案医话》

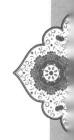

哮　喘

哮喘一证，多由内伏痰饮，外感风寒或非时之气，内外合邪，犯肺而发。因宿痰久伏不去，故可经常反复发作，较难根治。朱丹溪对本证之治疗主张"未发以扶正气为主，既发以攻邪气为急"，张景岳还进一步指出："扶正气者，须辨阴阳，阴虚者补其阴，阳虚者补其阳。攻邪气者，须分微甚，或散其风，或温其寒，或清其痰火。然发久者，气无不虚，故于消散中宜酌加温补，或于温补中宜量加消散……若攻之太过，未有不致日其而危者。"朱、张两氏之说，值得临床参考和遵循。

临证治疗要抓住祛痰，气展痰豁，则哮喘可平。然痰有寒热之分，一般痰质清稀而色白者，多属寒痰；痰质胶黏或稠而色黄者，多属热痰。特别要注意辨明寒热之相兼、转化、寒痰化热、热证转从寒化等情况，只有辨证精细，用药才能有的放矢，否则，必犯虚虚实实之戒。对风寒引动宿痰内饮或属寒痰冷饮之哮喘，以小青龙汤或苓甘五味姜辛汤散寒撤饮，其症常能平息；对风寒外束、痰热内蕴或肺寒膈热之哮喘，投以定喘汤辄效。

然本证一遇天气骤变，复感外邪，病易再发，发作次数愈多，病愈深重，难以根除。究其原因，主要是脾虚失运，肺体失养，聚湿成痰，伏饮不化，上贮于肺，致肺受困，卫外不固，易被各种因素所侵袭而反复发作。故治疗时要重视健脾益肺，从本图治，俾减少或防止发作。遵前人"病痰饮者，当以温药和之"及"培土生金"之意，以苓桂术甘汤、小半夏汤、六君子汤等组合成方，随证加减，如阳虚者加附子以振奋阳气。服后脾旺则痰浊自除，以杜生痰之源，从而减少复发机会，甚至可逐渐根治。

案例一　温某，女，25岁，工人。

1975年11月19日初诊。患者自诉童年开始患哮喘，久医未效，影响身体发育，至20岁月经还未通，面青，心慌，神疲，体瘦。1970年秋哮喘发作，服中药定喘汤10余剂，病情好转，月经亦已来潮，形体逐渐丰腴；唯哮喘尚未彻底治愈，每遇天气骤冷，稍有感冒，病可复发，每年发作4～10次不等。近数天来觉微恶寒，无汗，鼻塞，头痛，胸闷心烦，渴不引饮，低热，咳嗽，哮喘发作，不能平卧，频咯稀白胶黏痰涎，舌边红苔白，脉弦细而数。此属外感风寒，郁遏痰火，其热欲透而透不出。治宜散外寒、清内热、降气化痰。用定喘汤。处方：白果肉15粒、麻黄9克、款冬花9克、法半夏12克、桑白皮12克、苏梗9克、北杏12克、黄芩9克、甘草6克，3剂。

11月23日二诊。药后微似汗出，恶寒罢，鼻塞、头痛减轻，胸舒气顺，心烦亦好转，唯频咳不休，尚有胶痰（咯之难出），脉细数，舌边红，苔白。照前方加栝蒌仁12克，服3剂。服后喘咳减少，气顺痰消，病告好转。后嘱其食白果粥调养，以善其后。

按语：本病初起即觉胸闷心烦，是痰火内扰的表现；而头痛、鼻塞、恶风、无汗，属外感风寒之表证。外感引动内热，热蒸于内，寒抑于外，热不能从汗透出，于是奔迫于咽喉气管间，发为哮喘。方中用麻黄宣通肺气，透汗散寒，即《医方论》所说"治痰先理气，不为疏泄，则胶固不通，此定喘用麻黄之意也"。方中以北杏、款冬花降气镇咳定喘，佐以苏梗开窍祛风，解鼻塞头痛；以桑白皮泻痰火，法半夏消痰水，黄芩直清胸中里热；以白果温养肺气，且可定喘敛肺，以防麻黄耗散肺气；以甘草调和诸药。用药后，外闭、内热、痰火、寒水等复杂病症一举廓清，哮喘迅速平息。

案例二　梁某某，女，68岁，家务工。

1973年6月16日初诊。患者于30年前患过哮喘，经服小青龙汤、参茸酒等治疗而愈，30年来未见复发。1972年春开始有高血压，经常觉头晕、目眩、耳鸣，左侧肢体及左舌嘴唇麻痹，近来哮喘又发作，见胸闷气喘，频频咳嗽（咯泡沫白痰，入夜尤甚），不能平卧，伴有心悸，失寐，下肢浮肿，动则眩晕，汗出颇多，口淡无味，喜热饮，大便溏，脉小紧带数，舌暗淡，苔白微黄略厚。此属阳气虚馁，寒饮泛溢。治宜补阳和阴、固中气、消痰利水。用芍药甘草附子汤加味。处方：白芍21克、炙甘草12克、熟附子30克、五味子6克、橘红6克，3剂。

6月21日二诊。喘咳已减轻，能平卧，痰仍多，心悸、眩晕、浮肿等症未有改善，脉沉迟细弱，舌色暗淡，苔微黄略腻。治宜温中扶阳、除痰利水。用苓甘五味姜辛汤加法半夏、附子。处方：茯苓45克、干姜9克、炙甘草9克、五味子9克、细辛9克、熟附子30克、法半夏21克，3剂。

6月26日三诊。患者从23日晚上起气喘发作，咳嗽不休，频咯白色稀痰，难以平卧，血压较高（170/110毫米汞柱）。这是过服辛温之干姜、细辛、附子之故，致热涌于肺，痰难咯出，使病情剧反。拟用苓桂术甘汤合二陈汤。处方：桂枝18克、茯苓30克、白术18克、炙甘草12克、法半夏18克、五味子9克、陈皮5克，3剂。

7月2日四诊。喘咳明显减少，胸膈舒适，浮肿亦消，夜虽有咳嗽，但已能平卧，精神好转，仅时觉头晕、脚软，脉细，舌暗淡，苔薄白微黄。此病情有好转之机，而正气尚未恢复。拟用通阳补中利水之法。方用苓桂术甘汤合小半夏加茯苓汤。处方：桂枝24克、白术24克、茯苓30克、炙甘草12克、生姜30克、法半夏18克，3剂。

7月5日五诊。气喘平息，咳嗽亦止，胸膈畅，已能安卧，下肢浮肿亦消失，大小便正常，胃口亦好，唯时觉眩晕、气短、脚软，脉细带数，右稍弦，舌质略淡，苔薄黄略腻。照上方加党参15克，服4剂。哮喘暂告痊愈。后嘱其继续调理高血压病。

按语：本证是痰饮与肝风上逆致两病并发。痰饮病急，以喘咳为主；肝风稍缓，以眩晕为要。先治其急，并防其缓，是治本病之定法。初诊用芍药甘草附子汤，方中以白芍平熄肝风，附子温运脾阳，合炙甘草化气利水，消除痰饮之根源；陈皮、五味子顺气止咳，定其喘逆，所以服后略有效果，痰饮减轻；而二诊给予苓甘五味姜辛汤反使病情加剧，此乃细辛、干姜为热药，用之不当，致使热上涌之故。其中四诊改用苓桂术甘汤合小半夏加茯苓汤，以法半夏、生姜辛温通降，降气消痰，桂枝通补胸中阳气，以茯苓、白术、炙甘草健运脾胃，输津归肺，利水除痰，消除停痰停水之根源。此方恰中病机，效果良好，药后哮喘得治。

案例三　梁某，女，58岁，工人。

1975年11月14日初诊。患者1972年秋因感冒诱发哮喘，每次发作均服苓甘五味姜辛汤加减数剂后，病即缓解，但一直有反复发作，未彻底治愈。数天前因天气转冷，开始觉胸闷、咳嗽、气逆、哮喘，不能平卧，喜伏睡，频咯稀白泡沫之胶痰，且难以咯

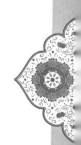

出，舌暗红，苔白腻，脉弦而缓。此属风痰壅遏肺气，呼吸不利。治宜温中降气，疏风除痰。用苓桂术甘汤合小半夏汤加味。处方：桂枝一两（1两约等于30克）、茯苓一两、炙甘草三钱（1钱约等于3克）、白术六钱、五味子二钱、法半夏六钱、生姜一两。服3剂，每天1剂。

11月17日二诊。服药后哮喘减轻（上午轻微，下午较重），唯咳逆不得卧，痰难咯出，痰色白而胶黏，舌滑苔白而带腻，脉沉缓。此为痰饮停滞在胸中，再予温中降气，散寒消饮。处方：茯苓一两、五味子三钱、细辛三钱、炙甘草三钱、干姜五钱、法半夏六钱。服3剂，每天1剂。

11月20日三诊。药后病情无变化，因此停药观察至24日，夜间，自觉胸中烦闷，咳嗽气逆，胶痰壅塞咽喉，哮喘不止，突然四肢厥冷，神志不清，经急救后逐渐苏醒，醒后咳嗽气逆，不能平卧，痰难咯出，咳引两胁抽痛，脉弦细，舌苔白而黏，大便不通，小便不利。此属寒郁化热，热痰壅塞咽喉及气管，卒然窒息不通，致神昏厥逆，二便闭塞。治宜疏风清火、定喘除痰。用定喘汤。处方：白果肉十五粒、麻黄三钱、款冬花四钱、法半夏四钱、桑白皮五钱、苏梗三钱、北杏四钱、炙甘草二钱、黄芩二钱。服2剂，每天1剂。

11月28日四诊。药后，咳痰减少，哮喘亦觉平定，痰易咯出，两胁已无抽痛，二便已通利，小便稍黄，唯胃纳不佳，头微痛，舌淡苔白，脉细而弦。照前方去苏梗，加苏子三钱，瓜蒌仁三钱。服3剂，每天1剂。

12月1日五诊。气顺咳减，无哮喘，咯稀白黄稠痰，已能卧寐，胃纳仍不好，舌淡苔白润。处方：紫菀三钱、款冬花三钱、法半夏四钱、橘红一钱半、炙甘草二钱、桑白皮四钱、瓜蒌仁四钱、桔梗四钱。服3剂，每天1剂。

12月6日六诊。仅夜间有些咳嗽，咯痰不多，舌苔淡黄而薄，脉细缓而弱。用二陈汤加味。处方：法半夏五钱、橘红一钱半、茯苓六钱、炙甘草三钱、桔梗四钱、瓜蒌仁四钱、苏梗三钱、款冬花四钱。服3剂，每天1剂。

12月9日七诊。夜仅少许咳嗽，痰稀白易出，舌微红苔薄白，脉弦细，左滑右缓。用止嗽散加味。处方：荆芥穗一钱、橘红一钱半、百部三钱、炙甘草二钱、桔梗四钱、白前三钱、紫菀四钱、款冬花三钱、鹿衔草三钱。服3剂，每天1剂。

12月12日八诊。已无咳嗽，再予定喘汤2剂，以防复发。

按语：本例初用苓桂术甘合小半夏汤而取得一定效果，继以过用干姜、细辛等热药，促使寒郁化热，而热上涌，阻塞咽喉，卒然昏厥。救醒之后，胸烦喘咳，胶痰黏着（凡有胶痰者，多属热），热闭表现为主要矛盾。因此，转用定喘汤，疏风清火，病才得解决，再予止嗽散，方中白前、百部透泄蕴伏的胶痰，余咳始见消失，病告暂愈。

本文载于《刘赤选医案医话》
本文原载《新中医》，1976，6：17

悬　饮

案例　邹某，男，40 岁，解放军干部，在某军医院留医。

1970 年 12 月 10 日初次会诊。患者自诉病起数月，左胸部痞闷不舒，右胁前后亦疼痛，头亦微痛、微晕，呕吐不纳食，水液入口即吐出；X 线胸透见右胸积液，液平面在第二肋间。诊断为右胸积液。患者每周须抽胸内积液一次，呕吐才止，方能进饮食。若不抽积液，呕吐又复发。乃停服西药，改用中医中药诊治。其脉弦细而滑，舌与苔的形色如常，此属悬饮。拟用葶苈下水丸加减。处方：葶苈子 9 克、牵牛子 9 克、川椒目 9 克（去皮）、桑白皮 15 克、肉桂心 0.9 克（焗服）、甘遂 0.9 克研末（冲服），水煎。药煎成后，用药汁焗肉桂，候稍温送服甘遂末 0.9 克。共配 3 剂。服 1 剂后如无吐泻可继续服用。如有吐泻待停止后再继续服用（若吐泻不止，可用冷水浸十手指，即能止其吐泻）。如服药后不吐不泻，病难即除，可啜热粥助其吐泻。吐泻不止者，可进冷粥止之，亦可服苓桂术甘汤：桂枝 15 克、茯苓 24 克、白术 15 克、炙甘草 9 克，煎服。

服葶苈下水丸 1 剂后，即吐出水饮，胸腔液平面降至第五肋间，能进饮食，胃口好转，唯胁肋之痛未止。停药 10 天，再服第 2 剂，又泻出积水，液平面降至第七肋间，胁痛减少过半，唯形神疲倦，头晕比前略甚，予苓桂术甘汤 3 剂。药后头晕减轻，精神好转。再过 10 天，又服葶苈下水丸之第 3 剂，随即吐泻并作，急用冷水浸十手指，吐泻渐止，右胸积液亦基本消失。再予苓桂术甘汤，服 3 剂。头晕及其他症状均好转，精神恢复，体重增加，调养一个月，病无复发，痊愈出院。

按语：患者之水饮积结于右侧胸胁，且觉疼痛，符合《金匮要略·痰饮咳嗽病篇》"水流在胁下，咳唾引痛，谓之悬饮"之论述。故本例诊为"悬饮"。该书亦指出："病悬饮者，十枣汤主之。"但因该方攻下峻猛，患者得病已久，恐不能胜任，故选《外台秘要》之葶苈下水丸治之较为合适。方中葶苈子、桑白皮泻肺以行高源之水；牵牛子、川椒目逐水消饮；甘遂专于逐水，对胸腹之水疗效最速，《药性本草》谓本品"能泻十二种水疾，去痰水"；肉桂通经活血、化气利水，引导水饮从膀胱气化而出。诸药合用，有逐水消饮之功，故药后胸水迅速消失。再以苓桂术甘汤温运中阳，以杜产生痰饮之源，实为治本之图，故病无复发。

本文载于《刘赤选医案医话》

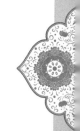

惊　悸

案例一　王某，男，59岁，干部。

1972年6月29日初诊。患者自觉心悸已半年，近日加重。心悸时发时止，伴有惊慌、心前区翳闷及灼热感，多在晚上发生；下肢浮肿，大小便正常，脉细短，舌尖红。血胆固醇230毫克/分升，X线胸部透视检查发现主动脉弓延长、左心室肥大。中医辨证属心阴亏损，心气不足。治宜益气补阴养心。用甘麦大枣汤加味。处方：浮小麦24克、炙甘草9克、大枣6枚（去核）、茯苓24克、吉林参6克（另炖和药）、白芍18克，3剂。

7月3日二诊。服前方后症状好转，脚肿消失，脉细数无力。照上方加糯稻根15克，服12剂，症状基本消失。

按语：本病由于气阴两虚，心脏失养，从而出现心悸而惊、脉细而短等症状。根据内经"心病者，宜食麦"的原则，故选用甘麦大枣汤加减治之。方中炙甘草甘缓和中；小麦味甘微寒，养心气而安心神；大枣补十二经之血；加白芍酸甘化阴养血；而用吉林参、茯苓健脾益气利水。诸药合用，以奏益气补阴、养心安神之效，故服之有满意的效果。

案例二　李某，女，40岁，干部。

1973年6月8日初诊。患者素有高血压（140～160/90～120毫米汞柱）。经常觉头晕眼花，近日心前区翳痛（每日发作数次），伴有气短，惊悸，后头脑痛，腰酸痛，肢体浮肿，大便带泡沫，小便短少，舌淡苔少，脉细而弱。此属心脾阳虚，痰饮停积。心电图检查诊断为心肌劳损。治宜温阳补气、消痰利水。用苓桂术甘汤加味。处方：桂枝12克、白术15克、茯苓18克、炙甘草9克、党参15克、当归12克，3剂。

6月21日二诊。前症稍觉减轻，唯浮肿未消，并见呕吐。用苓桂术甘汤合小半夏加茯苓汤。处方：桂枝12克、白术18克、法半夏12克、生姜18克、茯苓24克、炙甘草9克，3剂。

6月25日三诊。惊悸、心翳痛之次数均减少，浮肿消失，呕吐亦止。但仍觉头晕，眼花，头痛，腰酸，舌淡苔白，脉细无力。此属痰饮已去，唯心脾气虚，肝风内动。治宜补益心脾、养神息风。用苓桂术甘汤加味。处方：远志9克、桂枝18克、白术18克、茯苓24克、炙甘草9克、天麻9克，3剂。

药后诸症消失，血压下降。

按语：本病以心中翳痛、惊悸、短气为主症，同时又有头晕、眼花等血压升高之症状，故不宜用党参、当归等升高血压之药物，因此初次服药3剂效果不明显，反而引起呕吐。二诊用苓桂术甘汤合小半夏加茯苓汤消痰散水，于是浮肿消失，胸部翳痛、惊悸亦减轻。此案用桂枝、生姜、法半夏等壮心阳、除痰，以通心脉，定惊悸；用白术、茯苓、炙甘草以健脾补气，资其化源；最后因风动未除，故加天麻、远志以宁神息风，止其晕眩，病暂告痊愈。

本文载于《刘赤选医案医话》

胃　痛

　　胃痛又称胃脘痛，是以上腹部经常发生疼痛为主。临床上最多见于胃及十二指肠溃疡病、慢性胃炎等。胃痛之病位在胃，与肝、脾二脏有密切关系，临证应分清寒热虚实。

　　本病初起多表现为痰热、肝郁、气滞等实证、热证，症见胃脘胀痛，食后饱滞，烦闷不舒，或恶心呕吐，口苦干，舌边尖红，苔黄薄或黄腻，脉弦滑。治宜清热除痰、舒肝和胃，可用温胆汤合左金丸加减治之。

　　本病多反复发作，日久损伤脾胃，致脾胃虚寒，症见胃脘隐痛，饥时较甚，得食痛减，食后腹胀，大便溏烂或干结，口淡不饮，饮食减少，舌淡肥胖，边有齿印，苔白润，脉细缓而弱。本病治宜健脾益气，散寒止痛。可选用《伤寒论》之桂枝人参汤治之。此方由理中汤加桂枝组成。理中汤可健脾温中散寒，桂枝通阳止痛。此方之桂枝宜后下，取其辛通之气，则通阳止痛之力更彪悍有力。胃痛等症状缓解后，可多服理中丸以巩固疗效，防其反复发作。胃痛可使脾阳虚弱，"阳虚阴必走"，故容易引起胃肠出血。如患者解黑烂便似柏油样，可用黑地黄丸法（苍术 12 克、熟地黄 45 克、生姜 24 克、五味子 12 克、大枣 8 枚）。

　　在胃脘痛反复发作之病程中，往往会出现寒热错杂、虚实互见之症状。此时之虚是指脾胃虚弱，而实热则是肝郁化火、湿热蕴结等。在治疗上既要温中健脾，又要清热化湿，互相配合，清补并施方能有效。可用《伤寒论》之半夏泻心汤加减治之。

　　广东省地处南方，有些人素体阴虚，或由于痰热、肝郁等证，化热化燥伤及阴液，或由于在治疗时过用辛温香燥之品，耗伤胃之阴液，诸原因皆能引起胃阴虚之证候。表现为胃脘隐隐灼痛，口干不思饮，不知饥，不思食，大便干，舌红津少，苔薄白干，脉细或细数无力。治宜用叶天士之酸甘养胃阴法。方中之麦冬、麻仁、石斛甘寒濡养胃阴；乌梅、木瓜酸甘化阴，以助麦冬等养阴之力。并可加入素馨花、佛手花、川朴花、佩兰叶等，诸药既芳香醒胃，行气止痛，又不伤阴液。此时忌用辛温燥热之品，以防劫液伤阴，亦不宜多用滋腻之品，以防呆滞胃气，使津液不能化生。

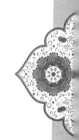

　　总之，对胃痛之治疗，关键在于辨证，不可单纯用辛温香燥之品行气止痛。正如《医学薪传》指出："所痛之部，有气血阴阳之不同，若概以行气消导为治，漫云通则不痛？夫通则不痛，理也，但通之法，各有不同。调气以和血，调血以和气，通也；上逆者使之下行，结者使之旁达，亦通也；虚者助之使通，寒者温之使通，无非通之法也。若必以下泄为通，则安矣。"正确之辨证施治，方能取得预期之效果。

　　案例一　谭某，男，36 岁，某省体委职工。

　　1973 年 9 月 17 日初诊。患者素患胃痛，反复多次发作。经 X 线胃肠钡餐检查为十二指肠球部溃疡。近月来胃脘隐隐作痛，有时发作，而以饭后 2 ~ 3 小时及夜间尤痛，右上腹部有明显压痛及痞闷感，口淡无味，时泛清水，胃纳欠佳，神疲乏力，大便正常，小便较多。脉迟弱，舌质淡白，苔薄白。此为胃虚气寒，治宜温中散寒。用桂枝人参汤（以党参代替人参）：党参五钱、白术五钱、干姜三钱、炙甘草三钱、桂枝四钱（后下），3剂。

9月24日二诊。患者服上药后，胃痛减轻，胃纳稍增，时觉脘闷欲吐，脉舌如前，照上方加法半夏以温胃止吐。处方：党参五钱、白术五钱、干姜三钱、炙甘草三钱、桂枝四钱（后下）、法半夏三钱，3剂。

10月29日三诊。患者服上药后，胃痛已止，饮食如常，但停药后胃痛又复发，痞闷喜按，小便较多。脉迟细，舌淡，苔薄白。仍照上法治之。处方：党参五钱、白术五钱、干姜三钱、炙甘草三钱、桂枝三钱（后下）。服约3剂后痛止。以后按上方继续治疗，服至胃痛消失，不再复发。

按语：胃痛之证，有阳虚胃寒、阴虚胃热之分。此例病情较久，口淡无味，时泛清水，舌淡苔白，脉迟而弱，确属阳虚胃寒之证，治以人参、白术、炙甘草、干姜，温胃化寒，桂枝后下，通阳止痛。痛止之后，继续按此方服，其溃疡点，亦有逐渐消失之状。至于阴虚胃热，又当辨别施治。

案例二　项某，男，38岁，军队干部。

1971年4月10日初诊。患者因胃痛在某军医院住院数月，检查结果为十二指肠溃疡。溃疡面如黄豆大者两处，绿豆大者三处，该院拟手术治疗，患者本人不同意，后约定出院请中医治疗6个月，如不获效，再返回该院治疗。来诊时症见上腹痛，其痛多在早晚吃饭之前或半夜饥饿之时，进食后痛可暂止；平素胃酸过多，饱食之后常有嗳气或泛酸，大便时烂，舌淡红，苔白润。此属脾胃虚寒，气痞难通。治宜温中健脾、散寒通痞。用桂枝人参汤。处方：干姜12克、炙甘草12克、白术18克、桂枝15克（后下）、党参18克，3剂。

4月15日二诊。服药后上腹痛已好转（日间基本上不痛，夜间尚有微痛），饭后有嗳气及矢气，脉舌如前。照前方加高良姜15克，服5剂。

4月21日三诊。夜间仍有少许胃痛，伴嗳气，吐酸，睡眠不安，脉沉缓。照上方去高良姜加牡蛎30克，服3剂。

服上药后，病情继续好转，以后每周来诊1~2次，6个月内守方服桂枝人参汤80剂左右，胃痛才告停止，返回原医院检查，如黄豆大之溃疡面已愈合，绿豆大之溃疡面尚未消失，以后继续休养，病情稳定。

按语：上述案例均属胃虚寒之胃痛，患病历史都比较长，且反复多次发作，经治未愈。如案例二患者来诊时已是一个多发性溃疡。此等证只要能正确辨证，仍可收到预期效果。如胃脘隐痛、喜按喜暖、得食稍减、口淡泛清涎、舌质润、脉迟弱等，均明显属脾胃虚寒之证。治则以温中健脾、散寒止痛之法贯穿于整个治疗过程中。如案例一患者在服药6剂后，胃痛已止，饮食正常，但由于虚寒未能平复，又未坚持治疗，致使胃痛再发；后按原方之意继续治之，胃痛又止，其后坚持继续服药，才不再发。案例二患者由于守方服药达80剂之多，不但胃痛消失，而且经复查溃疡面亦有显著好转。这是否说明温中健脾法有调整机体、促进溃疡面愈合的作用呢？尚待进一步研究。

案例三　李某，女，71岁，职工家属。

1974年1月8日初诊。患者胃脘痛已数月，伴嗳气多，时呕吐，大便干结，数日1

次，腹痛不胀，脉细数，舌苔黄腻。此为脾胃虚弱、湿热食滞之证。先用清热消滞之法。方用栀子厚朴汤加味。处方：山栀子 12 克、枳实 9 克、鸡内金 9 克、木棉花 5 朵、栝蒌仁 15 克、法半夏 12 克、郁金 9 克，3 剂。

1 月 21 日二诊。药后病情变化不大，仍觉胃痛，不欲食，食下作呕，嗳酸，大便 5 天不下，脉细缓，苔淡黄而带白。此为脾胃虚弱，湿热不化。治宜温中健脾、清热化湿。用半夏泻心汤加苍术。处方：法半夏 15 克、干姜 9 克、黄连 9 克、黄芩 9 克、炙甘草 6 克、大枣 5 枚（去核）、党参 15 克、苍术 6 克，3 剂。

2 月 1 日三诊。胃痛减轻，颇欲食，亦不作呕，无泛酸，大便 3 日一下，先结后溏，舌苔薄白，脉弦缓无力。守前法，用生姜泻心汤。处方：法半夏 12 克、生姜 15 克、黄芩 12 克、川黄连 9 克、炙甘草 6 克、干姜 9 克、党参 12 克、大枣 4 枚（去核），4 剂。

2 月 23 日四诊。胃痛已止，胃纳好转，腹亦不痛，大便 3 日一下，粪质正常，舌淡红，苔白，脉缓大带弦。仍用泻心汤法巩固疗效。

按语：本例初诊除胃痛外，尚有呕吐、嗳气、泛酸、大便干结、苔黄腻等症，均为湿热食滞停积之象（湿热食滞停积之证，因舌苔黏腻重浊，虽然辨证治疗均为合拍，往往也不易速效，在治疗时亦应注意），但细观之，患者虽大便干结，数日 1 次，但腹不胀满，并有脉细等症，均说明患者年老，中气虚馁，脾胃功能薄弱，消导运化不力，易蕴湿停滞，造成虚中挟实之证候，故初用加味栀子厚朴汤作单纯清热消滞，未能获效。二诊之后改用泻心汤法治之，既温中健脾，又清热化湿消滞，互相配合，补泄兼施，而以补为主，驱邪又不伤正。由于切中病情，易方之后，即能获效，病情日趋好转，直至痊愈。方中党参、干姜、大枣、炙甘草温运脾阳；黄芩、黄连泻火清热，配合苍术更有清热祛湿之力，生姜、法半夏温胃止呕而消滞。

案例四 罗某，男，40 岁，干部。

1972 年 11 月 27 日初诊。患者自诉上腹部胀痛已十余年，近来加剧（每于吃饭时疼痛明显，甚至呕吐），胃纳差，厌食，大便干结。曾服健脾行气之方药，但痛反增剧，屡医未效；并有钩虫病及慢性气管炎，还患过肺结核病。经胃肠钡餐检查，诊为"十二指肠球部溃疡、慢性胃炎"。现症见面色萎黄，微浮肿，上腹胀痛，纳呆，大便干结，脉濡无力，舌淡，苔黄白而腻。此因脾胃虚弱，运化失司，胃有湿滞，肠有燥结所致。治宜健脾理气、化湿消滞。处方：山楂肉 18 克、炒麦芽 18 克、木棉花 15 克、厚朴 12 克、草果仁 6 克、土茵陈 18 克，3 剂。

11 月 30 日二诊。上腹胀痛略减，呕吐止，胃纳差，大便仍干结。治宜健脾消滞、行气祛湿。处方：鸡内金 9 克、白术 9 克、大腹皮 12 克、砂仁 9 克（后下）、陈皮 2 克、山楂 30 克、麦芽 30 克、法半夏 12 克，3 剂。

12 月 7 日三诊。上腹胀痛继续减轻，胃纳稍好，大便仍干结。处方：鸡内金 9 克、大腹皮 12 克、陈皮 2 克、山楂 9 克、川朴花 9 克、法半夏 12 克、土茵陈 15 克，4 剂。

12 月 11 日四诊。上腹胀痛已消失，胃纳好转，大便略结，有少许咳嗽，脉细。处方：苍术 9 克、陈皮 2 克、厚朴 9 克、炙甘草 6 克、法半夏 9 克、芒果核 12 克、麦芽 15 克、山楂肉 12 克、鸡内金 9 克、白芍 15 克、枳壳 9 克、砂仁壳 9 克，3 剂。

药后诸症消失，大便正常，告愈。

按语：本例胃痛达十年之久，又挟有虫积、咳嗽等证候，病情较为复杂。患者虽有面色萎黄、浮肿、舌淡、脉濡无力等脾虚表现，但用健脾行气之剂不仅未见效，其痛反而加剧，这说明本病并非为单纯之脾虚证候。来诊主要表现为胃痛，以进食时为甚，厌食，勉强多进食则痛剧，甚至呕吐，腹胀痛，大便干结难解，苔黄腻。诸症状都是食积湿邪停滞胃肠，胃气失于和降，大肠燥结不通所致。如不先解决诸症状，患者就不能正常摄纳食物，使脾胃功能更受损伤，势必加重病情。初诊时即当机立断，先予化湿消滞，使胃肠得以畅通。方中之厚朴、山楂、麦芽行气消滞，木棉花、土茵陈清热祛湿，合少量之草果可透蕴积之湿邪。二诊时症状已略有好转，可见患者之胃肠湿滞已有去势，病有转机，继用健脾行气、化湿消滞法治之。数诊之后，不但胃痛等症状已消失，而且胃肠消导运化功能亦逐渐恢复。

"六腑以通为用"。胃痛一证，其病位在胃。胃之正常功能应以和降、通畅为顺。胃痛患者若大便干结不畅，应予辨证治疗，不可呆板用药。本例之大便干结系脾虚湿滞所致。《伤寒论·辨太阳病脉证并治下》云："若其人大便硬，小便自利者，去桂枝加白术汤主之。"因白术能健脾化湿，湿化则津液生而肠润，大便自然不硬而顺利通下。这说明大便干结一症，非一定用承气攻下，或增液润下。故辨证时须辨明大便干结之机理何在，若为湿邪阻滞津液不化，则用白术健脾化湿，自可润下，不必拘于白术有燥结大便之虑。

案例五　黄某，男，38岁，干部。

1972年9月21日初诊。患者素有胃痛，近来加重，伴嗳酸，胃纳差，心悸，右半身麻木酸痛，活动欠灵活，睡眠亦欠佳，舌淡，苔白，脉弦缓。经X线胃肠钡餐检查，诊为"十二指肠球部溃疡"。中医辨证为胃痛兼肢痹之证。此为脾胃虚弱，气血不足，风痰痹阻所致。治宜健脾温中、祛痰驱风、通络止痛。用苓桂术甘汤加味。处方：桂枝12克、茯苓18克、白术12克、炙甘草6克、法半夏12克、栝蒌仁12克、石楠藤15克、鹿衔草12克、桑寄生30克、海风藤15克，3剂。

10月9日二诊。心悸及半身酸痛俱减轻，但尚觉麻木、活动不灵活，胃仍痛，伴嗳酸，脉弦缓（重按无力），舌淡苔白。治宜补气除痰、养血祛风。用六君子汤加味。处方：陈皮3克、法半夏12克、党参12克、白术15克、茯苓15克、炙甘草6克、桑寄生24克、鹿衔草12克、鸡血藤18克，5剂。

11月2日三诊。肢体麻木好转，胃痛如前，血压偏低（100/50毫米汞柱）。治宜健脾补气、行气止痛。处方：陈皮3克、法半夏12克、党参15克、白术15克、茯苓15克、炙甘草6克、干姜9克，6剂。

12月28日四诊。服药后胃痛好转，停药月余，痛又复发，大便稍硬，脉弦弱，舌淡，苔白。治宜温中补气、散寒止痛。用桂枝人参汤加味。处方：党参30克、白术18克、干姜15克、炙甘草12克、桂枝15克（后下）、高良姜9克，10剂。

服完10剂药后，胃已不痛，亦无嗳气，胃纳好，大便正常。

按语：本例表现为两组症状：一为胃脘痛，嗳酸，纳差，大便不正常；一为心悸，睡眠欠佳，肢体酸痛麻木，活动欠灵活，故诊为胃痛兼肢痹。追其病因为脾胃弱，无以运化水谷之液，聚湿成痰，痰湿阻滞，气机不通，胃失和降，则见胃痛、嗳酸、纳差、大便不正常。脾虚运化失职，妨碍其化血奉心之功能，故心悸，眠欠佳；心血虚不能濡养脉络，邪气乘虚侵入，故肢体麻木酸痛，活动欠灵活。在整个治疗中，紧紧抓住脾虚这个关键，以健脾温中，散寒止痛为主。先用六君子汤加味，效果不够满意，后改服桂枝人参汤加高良姜，连服10剂，则胃痛止，嗳气消。对于肢痹亦运用养血行血、祛痰通络方药，如先后用二陈汤加石楠藤、海风藤、桑寄生、鹿含草、鸡血藤等。这说明在治疗时要辨明疾病之主、兼证，在治疗主证之同时，也要顾及兼证。

本文载于《刘赤选医案医话》

本文原载《新中医》，1974（5）：28－29

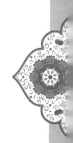

泄 泻

泄泻乃临床常见之疾患。《黄帝内经》云："湿胜则濡泻。"其病因多以湿邪为主，或感受寒湿，或受湿热（暑湿）所侵，或脾胃失于健运使水湿内生，或内外湿邪相合为患。即所谓"无湿不成泻"也。

《黄帝内经》又云："诸湿肿满，皆属于脾。"明代张景岳更指出："泄泻之本，无不由于脾胃。"脾胃功能失调，升降失常，清浊不分，混杂而下，并走大肠，发为泄泻。湿邪侵入，最易困脾，脾失健运，又易生湿，内者常常互为因果。此外，饮食失常，情志失调（如忧思、恼怒），也能伤及脾胃，使其运化升降功能失常，而发泄泻。脾胃腐熟运化水谷，有赖肾火之温煦。若肾阳虚弱，可致脾阳不足，发生泄泻。若泄泻日久，则多致脾胃虚弱，故又有"肾为胃之关"之说。久泻脾虚也可伤及于肾，形成脾肾阳虚之证候。可见泄泻一证与脾胃关系最为密切。

本病之辨证当分寒、热、虚、实。病初起实证居多，或为寒湿，或为湿热（暑湿），或为伤食；久泻虚证居多，或脾胃虚弱，或脾胃阳虚，但也要注意虚实挟杂，湿邪偏盛之证候。

泄泻之治法，当以祛除湿邪、调理脾胃为主。祛湿之法，以淡渗利尿最为常用，使湿从小便而去，所谓"利小便以实大便"也。芳香化湿、苦温燥湿之法，也当随证选用，配合适当。调理脾胃，应以健脾益气着手，脾旺则湿邪自除，即脾旺则不受邪也。健脾益气之法，不仅用于慢性、虚证之泄泻，亦可用于急性或慢性泄泻后期之调理，以巩固疗效。

湿热泄泻，泻物多为黄褐黏垢而臭，或暴注下迫，伴小便短赤，烦渴，肛门灼热，舌质红，苔多黄腻，脉多数。治宜清热祛湿，常用《霍乱论》之蚕矢汤加减治之。夏秋季节，暑湿为患，易发生本病，尤以幼儿多见。其症状以暴注下迫为特点，泻物为多量之水液杂以稀薄粪质或食渣，或如蛋花汤样，小便短小而赤，肛门潮红灼热，唇舌多红，苔黄或白浊，脉多数或濡。胃肠素弱之幼儿，泻下多次后，即会出现眼眶下陷，形瘦神疲，皮肤干燥，涕泪俱无，心烦口渴，甚至肢冷、抽搐，舌绛而干等气、阴两伤之证候。治宜用清平甘淡之剂，以补养津气，清暑渗湿。常用滑石、甘草、竹叶、薏苡仁、银花、石斛、扁豆、沙参、冬瓜皮、地浆水等。重症者可加用人参（西洋参较佳）炖服。但不宜用天冬、麦冬、龟板、阿胶等滋腻之品。同时，黄芩、黄连、栀子、黄柏等苦寒伐胃，损伤中气之药也应慎用。

寒湿泄泻，大便多清稀如水，或泻下如注，伴腹痛肠鸣，小便短少而清，肢冷脉缓，舌淡苔白。治宜用散寒化湿之法。常用胃苓汤、藿香正气散等治之。

伤食泄泻，多因饮食失节，而致食积。其大便多溏烂如糊，臭气难闻，便不爽，常伴有恶心呕吐，嗳腐吞酸，伴有恶闻食臭，脘腹痞满，腹痛肠鸣，苔多垢腻。治宜以消食导滞为主。常用保和丸加减，继以健脾、和胃、渗湿之法治之，如汪昂《汤头歌诀》之太无神术散加减。

脾胃虚弱者，一般发病多缓，病程较长，泄泻反复发作，大便时溏时泻，多伴有食欲不振，食后觉腹胀，舌淡苔白，脉多缓弱。治宜以健脾益气为主，佐以渗湿之品。常用香砂六君子汤、参苓白术散加减。

脾阳虚弱者，多见五更泄泻，依时而作，肠鸣即泻，泻后则安，多伴有形寒腹冷，小便清利，食减消瘦，面白，舌淡，苔白，脉多沉细。治宜温补脾肾。常用四神丸加味治之。

在幼儿泄泻中，尚有一种虚寒证候，症见下利清谷，或洞泄不止，腹痛肠鸣，神疲欲寐，眼眶下陷，甚或四肢抽搐，面色青灰或娇红，舌质淡润或红嫩，苔薄白无垢（扪之湿润），脉细濡无力。此乃脾肾阳虚，气阴（血）亏损所致。此症属危重，可用《医林改错》之可保立甦汤以温补脾肾、益气养阴（血），但忌用干姜、桂枝、川椒、附子等辛温峻烈之品，以免温阳而竭阴；也勿投天冬、麦冬、阿胶、熟地黄等滋腻之类，以防滋阴而损阳。

在临床上还有一种肝旺脾虚之证候。其症为时觉腹痛，痛则肠鸣作泻。泻出稀烂粪便，或带有黏潺及血性液体，每日一至数次，或每于恼怨、精神紧张之时，痛泻即作，多伴有胸胁痞满，嗳气少食，舌淡红，苔薄白，脉多弦缓或左关弦、右关缓弱。《医方考》谓："泻责之脾，痛责之肝；肝责之实，脾责之虚；脾虚肝实，故令痛泻。"治宜抑肝扶脾。先用痛泻要方治之，继以健脾益气渗湿之法如香砂六君子汤、参苓白术散、补中益气汤等善其后。余常用上法治疗慢性溃疡性结肠炎，每获良效。

一、脾虚湿盛泄泻

案例一　黄某，女，71岁。

1975年12月4日初诊。患者自诉因家务忙碌劳累，饮食失调，昨晚深夜三时左右，腹中急痛，泄泻水样粪便，至天明达七八次之多，小便短少，欲呕而呕不出，胃纳差，精神疲倦，舌淡红，苔薄白而净，脉缓而弱。此属脾虚不能运化水湿，湿滞而致泄泻。治宜健脾止泻、行气化湿。方用香砂六君子汤加减。处方：白术12克、茯苓18克、炙甘草6克、橘皮5克、砂仁9克（后下）、法半夏15克、广木香6克（后下）、苍术9克、晚蚕砂9克，2剂。

12月5日二诊。患者服药后泄泻、腹痛俱止，胃口好转，脉缓，舌淡，苔净。病除，精神好转。再按前方加党参12克，2剂，获痊愈。

按语：本证常见，人所易知。但患者年逾七十，深夜发病，水泻频频，不无危险。患者年老体弱，劳倦伤脾，脾虚湿胜则致泄泻，故以香砂六君子汤加减，以健脾祛湿、行气止痛最为合适。因痛初起之时腹痛泄泻明显，乃湿邪偏盛之证，恐党参有呆滞肠胃、阻碍祛湿之虞，故暂减去不用；加苍术以燥湿健脾，加晚蚕砂以化肠胃之湿浊，并能息肠风、镇静肠管之蠕动。俟痛泻止后，党参照用，以增强健脾益气之力，而巩固疗效。

二、暑湿吐泻

案例二　李某，男，41岁，解放军干部。

1972年夏，患者突然腹痛，呕吐，泄泻，泻下血水样大便，即入某医院治疗，诊断为坏死性小肠炎。经对症治疗一天后，吐泻均止，但腹满痛未除，反而加重，并有腹胀拒按，大便不通等症状。经X光检查，发现腹部有液平面，考虑有肠梗阻情况存在，遂准备手术治疗。但患者不愿，当天下午五时邀余会诊。当时患者极为痛苦，腹胀满痛，按之痛加，大便不通，小便短少，脉濡，舌苔黄浊腻。此为湿热内阻、闭塞肠胃、气机不通所致，病属暑湿吐泻变症。治宜清热化湿、行气止痛，用王氏连朴饮加减：川厚朴三钱、川黄连三钱、广木香二钱半（后下）、苍术三钱、法半夏四钱、瓜蒌仁三钱，2剂，即服。

二诊。患者初诊服第一剂药，约半小时后，嗳气、矢气频作，腹胀痛大减，危急症状有所缓解。继服第二剂药后，自觉腹胀明显消解，唯尚未有大便，心中似觉烦热，脉细濡，苔黄腻。再予：川厚朴四钱、川黄连三钱、广木香二钱（后下）、山栀子三钱、淡豆豉三钱、法半夏四钱、瓜蒌仁三钱、大豆卷三钱，2剂。

三诊。患者服药后，第二天大便已通，大便色黑而烂，每日2~3次。适余身体不适，不能前往诊视，嘱患者按原方再进两剂。药后腹胀痛已除大半，其他各症均好转，但因前一天受凉，身微发热，伴有咳嗽，大便一日未行，脉浮细略数，苔转净。此因内有湿浊，外受风寒，用表里双解法。方予：川厚朴三钱、法半夏四钱、藿香二钱、茯苓五钱、川黄连三钱、广木香二钱（后下）、砂仁三钱（后下）、苏叶一钱半（后下），2剂。

四诊。外感解，湿浊化，各症好转。唯大便仍未正常，用芍药汤(《河间六书》) 加减以调治，经一月余而愈。

按语：本例患者，起病急骤，传变迅速，初起以腹痛、泄泻、呕吐为主，第二天则转为大便不通，腹痛拒按之危象，似属阳明里热腑实证。但患者虽大便不通，而无燥屎内结之候，且脉不沉实而反濡软，舌苔黄浊腻，初起并有呕泻，脉证合参，显属暑湿为患，此乃辨证之关键。盖因夏令暑湿交蒸，更兼饮食不调，伤及肠胃，肠胃为湿热所阻，运化失常，升降失职，以致上吐下泻，湿热壅阻，气机不通，故腹痛、大便不通。治宜清化湿热，行气通便，使湿化热清，气畅便通，腹痛自除。方用王氏连朴饮（《霍乱论》）加减，取其辛开苦降，以川黄连清热燥湿，川厚朴下气化湿，互相配伍，祛湿之力更强；更用广木香行气止痛，配合川黄连、川厚朴以治腹痛、大便不通之主症，法半夏降浊止呕，山栀子、淡豆豉清宣郁热。立法用药，皆中病机，故能转危为安。由此可见，中医并非不可治急性病，关键在于如何辨证施治。

三、脾肾阳虚泄泻

案例三　张某，女，34岁，工人。

1972年11月13日初诊。患者腹痛，泄泻，反复发作，近日泄泻次数增加，每日3~4次，泻出水样大便，时或挟有粪粒，或成糊状，泻后腹痛稍减，小便量多，胃纳欠佳，头晕，心悸，面色萎黄，脉细缓而弱，舌质淡润，苔白而浊腻。此为消化不良，酿成湿滞，久而伤及脾肾之证，治宜温补脾肾以止泻。用四神丸合小半夏汤治疗。处方：法半夏四钱、大枣五枚、生姜五钱、五味子三钱、肉蔻仁四钱、补骨脂六钱、吴茱萸三钱，3剂。

11月17日二诊。服药后，腹痛，泄泻均止，胃纳转好，头晕消失，但仍觉头胀重，惊悸，耳微聋，脉沉弦而弱，舌质淡，苔白。考虑痛泻已止，转用健脾益气法以巩固。处方：党参五钱、白术四钱、茯苓五钱、陈皮一钱半、法半夏四钱、生姜四钱、大枣四枚、炙甘草二钱，3剂。

11月22日三诊。服药后惊悸、头胀、耳聋等症状明显好转，继服归脾汤以善后。处方：党参四钱、白术四钱、当归三钱、远志三钱、酸枣仁四钱、龙眼肉三钱、广木香一钱半（后下）、茯苓四钱、黄芪四钱、炙甘草一钱半，3剂。

12月5日四诊。停药后，腹痛，泄泻又发，大便稀烂，腹胀痛，里急后重，不思饮食，脉弦缓，苔微黄，舌微红。用健脾化气之法。处方：鸡内金三钱、陈皮一钱、砂仁三钱（后下）、川厚朴三钱、党参三钱、白术四钱、茯苓五钱、谷芽五钱、苦参三钱、炙甘草二钱。服药3剂后，痛泻好转，继用二诊处方调治半月，病愈。

按语：泄泻之证，原因复杂，但总不外脾胃功能失调。而脾胃腐熟运化水谷，又有赖肾火之温煦，故前人有"肾为胃关"之说。本例泄泻日久，大便稀烂，泻后则安，胃纳欠佳，心悸头晕，显属虚证。结合脉细弱、舌淡润等脾肾阳气不足之征象，故诊为脾肾阳虚泄泻。治宜温补脾肾，使脾肾健旺而泻止，方中补骨脂温补命门之火，吴茱萸温中祛寒，肉蔻仁温脾肾以止泻，五味子涩肠止泻，共成温补脾肾之剂。泻止后，又立健脾益气之法治疗，使脾胃健运、心悸头晕、胃纳不佳等症状自除。本例先温补脾肾以止泻，后健脾益气以巩固，立法用药中肯，故应手而效。

四、脾虚湿滞泄泻

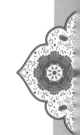

案例四　李某，男，38岁，干部。

1972年12月9日初诊。患者因患直肠脱垂，于1969年6月间进行手术治疗，术后腹痛，大便带血，或排出瘀黑色大便，经某医院住院治疗近两年后，症状好转。近病又复发，常解脓血带黏液样大便，时或夹有鲜血，每日2~3次，并觉两少腹胀痛，经某医院诊断为非特异性溃疡性结肠炎。舌质淡红，苔淡黄，脉沉弦而弱。按中医辨证，此属中气虚弱而湿滞未解之证，病延日久，必须补虚与化湿并用。处方（香砂六君子汤加减）：党参四钱、白术五钱、茯苓七钱、炙甘草二钱、地榆四钱、广木香二钱（后下）、砂仁三钱（后下）、白芍四钱、当归四钱、侧柏叶六钱，3剂。

12月13日二诊。服药后，腹痛、泄泻症状减轻，便血已减。照上方去当归，加枳壳三钱。以后按上方加减，调治半月余而愈。

按语：本例患者，术后体弱，泄泻反复发作，舌淡，脉弱，为脾虚之征象。但常解脓血带黏液样大便，为兼湿之象，虚实并见，必须补虚与化湿并用。然补虚每易留湿，用药必须审慎。本例采用党参、白术、茯苓、炙甘草以健脾补虚；砂仁、广木香、枳壳以行气化滞；久病伤及血分，又用地榆、侧柏叶、当归等补虚止血，使脾旺湿化，痛泻可止。本例药物配合严紧，故疗效显著。

以上案例均属泄泻，但用不同治法而获效，体现了中医"同病异治""治病必求其本"的道理。

（何国良整理）
本文载于《刘赤选医案医话》
本文原载《新中医》，1974，1：22 23

休息痢（痢下五色）

案例　舟某，男，38岁，干部。

1962 年 10 月 29 日初诊。缘患者于 1950 年患细菌性痢疾以后，未经彻底治愈，每因饮食不节、外感风寒或过度劳累而诱发，先是一年一次或隔年一次，1957 年以后，经常发作，近年来病情尤重，几乎没有间断，仅有轻重不同的差别而已。来诊时，大便稀烂，每日 3~5 次，带有红色、黑绿色或黄白色黏液，时有便后下鲜红或瘀红血液，无明显里急后重，常见肠鸣、腹中隐痛，食后胀闷，且频频嗳气、形瘦、面色痿黄，舌苔灰白而粗，脉沉细略数。据云：曾多次住院诊治，疑为慢性细菌性痢疾，但大便培养无痢疾杆菌生长，涂片未找到阿米巴原虫，仅直肠镜检，发现肠壁较粗糙，曾服氯霉素、黄连素片及连理汤等药甚多，均无显效。《黄帝内经》谓："水谷之湿热，感则害人六腑，下为肠澼。"可见肠胃受伤，消化不良，酿成湿热下痢。今痢下五色，脓血相杂者，为饮食残存之渣滓和胃肠腐败之"恶浊之液"黏着不解所致。以"醉乡玉屑"加味治之：泡苍术三钱、炙甘草三钱、生白芍四钱、鸡内金三钱、川朴三钱、陈皮一钱、公丁香一钱、旧枳壳三钱、砂仁壳一钱后下。便下鲜血加地榆、当归各三钱；有食滞加老谷芽一两。每日煎服 1 剂。

半月后，大便每日 1 次，已成形，并无脓血黏液，腹胀嗳气均轻减，胃纳转佳。其后又继续服用了 20 余剂，最后一次到诊是 1963 年 3 月，在此期间，大便一直维持正常，余症随之消失。

按语：此久痢伤气血，补则碍邪，苦寒虽能清湿热，然虑其重伤胃气，脾胃既弱，必有食滞，若用消导去积，又恐积滞未去，正气更伤。"醉乡玉屑"一方，是以平胃散调和脾胃，运化湿浊，使湿去则热不郁。加鸡内金、砂仁、丁香健脾醒胃，助其消化，为消中有补之剂，用于本证最为适宜。该方为徐春圃所创，原治小儿瓜果致痢，久不愈者。叶天士用治便血时发时止及久痢者，可谓运用精妙；陆以湉则常以此方加车前、泽泻，治食伤水泻，亦多获效（见《冷庐医话》）。近人程门雪先生，曾以此方加石莲肉、白芍、甘草、净槐米，治一六九高龄妇人，血痢两月，日下数十次，胸闷不纳，舌苔厚腻，一服而瘥（载《中医杂志》，1963 年第 10 期《叶案初探》一文），可知此方虽平凡无奇，但对血痢、久痢确有奇效。

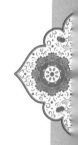

（熊曼琪整理）
本文载于《刘赤选医案医话》
本文原载《广东医学》，1964，4

关　格

案例一　何某，男，38岁，广州市玻璃二厂工人。

于1975年4月11日初诊。患者自诉患胃病已五六年。自去年12月开始，时有饮食难下，食后2小时左右即呕吐，所吐者多是水液，吐后才感舒服，大小便俱闭塞难通，腹胀，自觉有水气停在胃中，饮食日减，有时不能食，形体黄瘦，时觉腹痛。脉弦，舌淡红，无苔垢。诊断为下关上格之证，由气滞血瘀所致。广东省人民医院X线钡餐检查报告诊为"十二指肠球部溃疡并不完全性梗阻，排空延迟"。治则：行气消滞，活血化瘀。处方（失笑散加味）：山楂肉五钱、白芍四钱、蒲黄一钱半、五灵脂三钱。清水煎服，每日服1剂，服3天。

4月16日二诊。患者服前方药后第2天已能进食，胃痛亦止，大便得下溏粪，小便通利，腹胀消减，已没有水气停留在胃中的感觉，脉缓弱。继予下方：陈皮六分、五灵脂四钱、蒲黄二钱、山楂肉五钱。清水煎服，3剂，每天服1剂。

4月21日三诊。自觉饮食、二便已正常，平卧后觉有水气自上而下，脉弦，舌淡转红。处方：法半夏三钱、郁金三钱、党参三钱、佛手三钱、丹参四钱、白芍四钱。清水煎服，每天1剂，服3剂。

5月1日四诊。胃口比前稍减，多食后自觉消化不良，大便溏薄，食糖质后有些肠鸣，唯面色红润，舌淡润，脉缓。此为脾虚气滞，用补气健脾方法。处方：茯苓四钱、白术三钱、扁豆四钱、陈皮八分、淮山药四钱、莲子肉四钱、炙甘草二钱、法半夏三钱、春砂仁二钱（后下）、炒山楂肉四钱。服3剂，每天1剂。

5月18日五诊。各症已除，但不能多食，多食则觉消化不良，脉缓，舌苔薄白。用下方善后：扁豆四钱、山楂肉五钱、茯苓四钱、干竹茹三钱、橘红一钱。每天1剂，亦服3剂。

按语：本病名关格，关是下关，二便不通；格是上格，饮食难进。本例由于气滞血瘀，阻塞幽门，上下不通之故。山楂肉有化恶血、消食滞的功能，单味为方，名独圣散（《医宗金鉴》），除肠胃心脾之瘀滞。失笑散（《太平惠民和剂局方》）化瘀通脉，止心中绞痛及幽门痉挛，二方合用，通胃肠痞结，亦有捷效。

案例二　杨某，男，40岁，干部。

1971年4月8日初诊。患者自诉上腹痛已月余，其痛多在饥饿之时，但食后又觉胀痛难受，因此不欲进食，多食则吐，大便干结难通。舌质暗红，苔薄微黄，脉弦稍紧。曾在某医院检查诊为"幽门梗阻"。中医辨证为关格。治宜行气活血、去瘀通幽。用《太平惠民和剂局方》之失笑散加味。处方：蒲黄6克、五灵脂9克、山楂肉30克、桃仁9克、赤芍3克，3剂。

二诊。服上药后腹痛好转，呕吐渐止，能进食，大便顺利。继守上方，再服5剂，腹痛止，其他症状亦消失，饮食、大小便均正常。

按语：此例为关格。关是下关，指大小便不通；格是上格，指饮食难进。此病多数由于胃痛日久，气滞血瘀，幽门塞阻，致上下不通。多表现为腹胀痛难忍，食后尤甚，每于呕吐之后才舒适，此为气滞所致；舌质暗红，为有瘀之象。山楂肉有化恶血、消食滞之功能，单味为方，名独圣散（《医宗金鉴》），可除胃肠心脾之瘀滞。失笑散之蒲黄、五灵脂，有化瘀通脉、散结止痛之功能，再加陈皮、白芍行气和胃，桃仁、赤芍活血祛瘀，诸药组合成方，药味虽简，却具行气消滞、活血通瘀之力，通胃肠痞结之功，能治关格不通之证。

用失笑散加味治疗取效之后，往往脾虚气弱之象就显露出来。此时不宜再用通法，避免犯虚其虚之过失，而宜用健脾补气之法，如四君子汤或参苓白术散等方加减以善其后。

（刘亦选整理）

本文载于《刘亦选医案医话》

本文原载《新中医》，1975，6：20

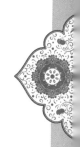

噎膈

黄某，女，39 岁。广州市某街某居委干部。

1973 年 10 月 31 日初诊。患者患噎膈已三个多月，久患头部两侧太阳穴刺痛，觉后脑麻木、耳鸣，似有耳垢闭塞，胸闷痛，左胸尤甚，气促心悸，左喉间似有核阻碍饮食，频作嗳气、作呕，不能食有形之物，每天仅能吃流质，但又运化无力，大便溏泄已两月多，夜寐不宁，醒后口干口苦，起坐需人扶持。每月经期不畅，经量不多，经色很淡，而以上症状又每因经来而加重。先后经广东省航运厅门诊部放射科、广州市第三人民医院放射科做 X 线食道胃肠钡餐透视，诊断为"食道中段憩室，冗长十二指肠及双憩室"。来诊时，患者面黄体瘦，精神疲乏，两胁隐痛，两足痿软，舌淡红而苔少，脉弦细而迟弱。中医诊为噎膈症，此因胃虚停饮，肝风犯胃，寒饮上逆。治宜温中散寒化饮，补虚降逆。方用吴茱萸汤：吴茱萸四钱、党参、生姜各六钱，大枣 12 枚（去核）。水煎温服。2 剂，每天 1 剂。

11 月 2 日二诊。症状部分好转，胸闷、心悸、头痛、后脑麻木俱减，可稍进半流质食物，但多食仍吐。近日右偏头部曾剧痛一次，很快消失，两耳仍感闭塞，烦躁多梦，唇干舌红，苔转微黄，脉弦细。此为寒饮上逆消减，但气血尚虚，津亏不复，似有化热之象。治须补气养血，疏肝健胃。方用四君子汤合加味逍遥散。处方：当归三钱、白芍五钱、炙甘草二钱、柴胡三钱、茯苓五钱、白术四钱、党参四钱、佛手三钱、郁金三钱、山栀子三钱。水煎服。3 剂，分 3 天服。

11 月 4 日三诊。头痛与麻木续有好转，耳鸣、闭塞消失，胸闷减轻，胃纳趋佳，口淡，欲吐减少。但右额及眼、颊部有微痛，心尚微悸，腹中微痛，两足痿软，舌淡红质润，苔薄白，脉细数。此属气血未足，仍须补气补血，调肝健胃。方用六君子汤加味：法半夏四钱、橘红一钱、白术四钱、茯苓五钱、炙甘草二钱、当归四钱、白芍四钱、柴胡三钱、丹皮三钱、党参四钱、山栀子三钱、川芎三钱。水煎服。2 剂，分 2 天服。

11 月 7 日四诊。月经适来，色淡红，量少，诸症虽好转，但头痛时发时止，太阳穴复觉刺痛，耳尚微聋，饮食难进，有嗳气，腹痛便溏，失寐多梦，舌淡苔少，脉迟细弱。此因经来动血，血虚气逆，前症复发，按温中降逆，活血化瘀论治。方用温经汤：吴茱萸、当归、川芎、阿胶（烊化）、白芍、丹皮、党参、桂枝、生姜各三钱，法半夏四钱、麦冬四钱、炙甘草二钱。水煎服。2 剂，分 2 天服。

11 月 11 日五诊。月经停止，诸症继续好转，如活动过劳，则有头眩气喘、四肢微冷、嗳气欲呕等症。近日吐出黏液一次，泻出带白色黏液粪水数次，舌淡，脉细缓而弱，为气血两虚，治须温补，祛寒调经。方用当归四逆加吴萸生姜汤：当归四钱、炙甘草二钱、木通三钱、细辛三钱、桂枝四钱、白芍四钱、生姜三钱、吴茱萸三钱、法半夏四钱、大枣五枚（去核）。水煎服。3 剂，分 3 天服。

11 月 13 日六诊。诸症消失，略喜饮食，前一天大便 2 次，稀烂并带泡沫，腹微痛，睡眠质量好，精神好，舌淡白，脉细弱。病情已全部好转。方药按前方去法半夏，3剂。患者服后，精神、胃纳均佳，能食有形之物，腹无痛胀，大便畅通，略带泡沫，脉缓而弱，嘱用高丽参一两，分4次炖服。数天后照常上班工作。1974年12月15日随访，患者愈后未见复发，饮食如常。

按语：患者经X线钡餐诊断为"食道中段憩室，冗长十二指肠及双憩室"。中医诊为噎膈症，此属胃气盛寒，寒饮上逆，气血两虚。治宜着重温中化饮，补虚降逆。先用吴茱萸汤（《伤寒论》）、四君子汤补气祛寒，消除寒饮，后用温经汤（《金匮要略》）、当归四逆汤温补气血，调经善后。因本例辨证论治以胃气虚寒为主要矛盾，故有疗效。

（刘亦选整理）

本文原载《新中医》，1975，1：26－27

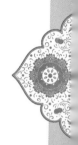

痰证与胁痹

一、痰证

案例一　仇某，女，28岁，工人。

初诊。患者因高热，左手强直性抽搐，牙关紧闭，不省人事，某医院诊为病毒性脑炎。经中西医结合抢救，昏迷40天后始逐渐苏醒，但神志昏聩，只能发单音语言。会诊时，家人代诉，不能吞咽食物，知饥而不能食，每天靠鼻饲才能进食，伴有口角流涎终日不止，脉弦滑略数，舌淡红，苔白腻带干。西医诊为病毒性脑炎后遗症、吞咽神经麻痹。余根据清代叶天士"痰阻舌根有内风"之说，用豁痰开窍的温胆汤加味，处方：陈皮4.5克、法半夏12克、茯苓15克、甘草6克、竹茹9克、枳实9克、石菖蒲12克、远志9克，3剂。同时每次送服安宫牛黄丸一个1.5克。服后吞咽症状逐渐好转，能进流质食物，上方连服40剂，逐渐能进食稀粥、软饭。牙关紧闭、左手强直等症状亦有改善，吞咽困难之症已消失，口流涎亦止。继续调治45天而愈，至今未发。

按语：温胆汤原载于唐代孙思邈的《千金要方》，功能清胆和胃，除痰止呕，凡痰所致的疾患都有作用，加入石菖蒲、远志豁痰通络，安宫牛黄丸化痰通窍，故能取得疗效。

二、胁痹

案例二　石某，男，24岁。

初诊。患者因食欲减退，恶心呕吐，饮食厌油腻，小便黄赤，眼巩膜、皮肤黄染，住某院。检查：肝大，肋下1厘米，质软有压痛及叩痛，脾未扪及，腹部叩诊呈鼓音，肠鸣音稍亢进。化验结果：红细胞540万，血色素155克/升，白细胞总数7 800。分类：多核74%，淋巴26%；黄疸指数70单位，谷丙转氨酶710单位，白蛋白41.3克/升，球蛋白23.2克/升。小便检查：三胆阳性，蛋白微量。超声波检查：肝区较密微小波型，轻度腹水。诊断为病毒性肝炎，给大量葡萄糖、维生素C、激素、三磷酸腺苷、胰岛素、血浆、茵陈蒿汤等，内服肝太乐、复方维生素B，7天后，除黄疸稍减退外，其余症状未见明显改善。邀余会诊后，逐渐停服激素和西药。症见右胁作痛，腹胀低热，头晕失眠，四肢乏力，口渴欲饮，舌质嫩红，苔薄白，稍干，右脉虚躁动无力，而左脉带弦。属脾虚肝郁，肝阴亏损，治宜健脾舒肝、养阴活血。用四君子汤合四乌鲗骨一芦茹丸加味，处方：茜根12克、海螵蛸9克、当归须9克、炙甘草9克、白芍12克、橘络2.5克、茯苓12克、白术12克、党参12克、葱须一撮。清水煎服，日服1剂，连服11剂。

二诊。面色明净，食欲好转，右胁不胀，仍有低热，失眠多梦，自汗盗汗，头晕肢软，舌质淡红，脉比前稍好转。超声波检查腹水消失。仍用前法。处方：党参 12 克、白术 12 克、茯苓 18 克、炙甘草 6 克、白芍 12 克、何首乌 12 克、肉苁蓉 9 克、茜根 12 克、糯稻根 15 克、浮小麦 15 克、橘络 1.5 克。清水煎服，连服 17 剂。

三诊。仍有低热，手颤，腹部微胀，口渴欲饮，脉细数带涩，舌质暗红带紫，苔微黄薄。此为肝郁脾滞，胃肠湿热。治以通络活血，化湿清热。处方：茜根 24 克、橘络 3 克、赤小豆 30 克、海螵蛸 12 克、鸡内金 9 克、春砂仁 9 克（后下）、大腹皮 9 克、土茵陈 30 克、泽泻 12 克、葱须一撮。清水煎服，每天 1 剂，共服 26 天。药后精神食欲良好，复查肝功能结果：黄疸指数 4 单位，谷丙转氨酶 40 单位，白蛋白 41.5 克/升，球蛋白 17.5 克/升。病已治愈，出院后追踪两年半未见复发。

按语：本例胁痛为脾虚肝郁和肝阴亏损。右脉躁动无力，左脉带弦，躁动。清代吴鞠通名之曰动数，属肝阴亏损、肝阳上亢、气郁不舒。故先健脾舒肝，养阴活血，继则通络活血，化湿清热取效。《内经》记载四乌鲗骨一芦茹丸，治血竭肝伤，芦茹即茜根，性味甘凉带苦涩，能清热柔肝，养血止血。乌贼骨即海螵蛸，性味咸平，二药合用，肝大能消，肝痛能止，对慢性肝炎、早期肝硬化亦有一定功效。

（刘亦选整理）
本文原载《新中医》，1979，3：17－18

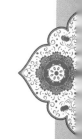

胁　痛

案例一　岳某，男，40岁，解放军干部。

1972年3月23日初诊。患者右胁胀痛已数月，痛连肩胛背部，嗳酸欲吐，时有头晕，心悸，小便黄而带乳白色，舌红苔微黄，脉沉弦细数；最近检查肝功能，谷丙转氨酶为340单位，其余正常；超声波检查为较密平段。西医诊断为慢性肝炎。中医辨证属气滞血瘀、胆火内郁。治宜平肝解郁、清热活血。用温胆汤加味。处方：茯苓21克、法半夏12克、竹茹15克、橘红3克、枳壳12克、炙甘草6克、白芍15克、茜草根12克、乌贼骨12克，5剂。

3月28日二诊。右胁胀痛、嗳酸俱减轻，舌红，脉弦数，余症同前。此为郁热伤阴，影响及肾，精血内损。拟解郁清热、养精补血之法。处方：素馨花9克（后下）、郁金9克、瓦楞子15克、枳壳9克、白芍12克、茯苓15克、鸡内金18克、乌贼骨12克、茜草根9克、丹参12克、芡实24克、菟丝子15克，7剂。并嘱以后照上方服用。

5月9日三诊。肩背疼痛已止，肝区尚有微痛，头晕、惊悸好转，脉弦细。超声波检查为稀疏平段。再照上方加减。处方：丹参12克、白芍12克、瓦楞子15克、鸡内金12克、女贞子12克、淮山12克、首乌12克、狗脊15克、菟丝子15克，7剂。

6月6日四诊。诸症均好转，小便已无乳白色，脉细，舌淡，苔薄白。复查肝功能，谷丙转氨酶已下降至180单位。头晕、惊悸加丹参，尿乳白加芡实、菟丝子，再以养肝阴、舒肝郁之药物巩固疗效。处方：丹参12克、鸡内金9克、女贞子12克、芡实30克、茯苓15克、乌贼骨12克、素馨花6克、桑寄生24克、法半夏12克，3剂。

6月21日在某医院复检肝功能，谷丙转氨酶已下降至110单位，除肝区尚有微痛外，其余各症均消失。

按语：本例肝郁血瘀、胆火内蕴，表现为右胁胀痛，放射至肩胛背部疼痛。肝血虚则头晕惊悸；肝胆之热，内犯脾胃，影响消化，则嗳酸欲吐；热劫灼肾阴，则尿乳白色。方中加用茜草根、乌贼骨以解郁舒肝、活血止痛，用温胆汤以清泄肝热；主症减轻后，转用疏肝和胃、补血滋阴，务使主症得解，其他各症亦随之好转，病乃渐渐痊愈。

案例二　阎某，男，50岁，解放军干部。

1972年11月6日初诊。患者自觉右胁疼痛，并放射至左肩，口苦咽干，有时痰胶黏，胃纳差，胃脘亦痛，大便时溏时结，小便频数，尿量少，睡眠不佳，多梦，脉细数，舌红苔白。曾在某医院做过多种检查，仅发现前列腺炎。中医辨证属肝肾阴亏、瘀热郁结。治宜解郁舒肝、活血清热。用《伤寒论》之四逆散加味。处方：柴胡9克、白芍15克、炙甘草6克、枳实9克、茯苓15克、丹皮9克、田七片3克、丹参9克、郁金9克，3剂。

11月10日二诊。服药后胁痛及胃痛均好转，胃纳增加，下腹部时痛，睡眠欠佳，精神尚好，小便频数，脉细数弱略带弦数。治守前法。处方：柴胡9克、白芍18克、炙甘草6克、枳壳9克、菟丝子9克、田七片4.5克、丹参12克、柏子仁12克、茯苓

18 克、车前子 9 克，3 剂。

11 月 14 日三诊。肝胃区疼痛、小腹胀痛均减少，胃纳、精神均恢复，睡眠如常，但小便仍频数，脉细弱，舌转淡红，苔净。肝胆郁热已趋好转，继用柔肝清热补肾之法。处方：桑螵蛸 12 克、丹参 12 克、茯苓 15 克、田七 3 克、菟丝子 9 克、女贞子 9 克、车前子 9 克、白芍 12 克、甘草 4.5 克，5 剂。

11 月 18 日四诊。肝区、胃脘之疼痛均消失，胃纳、睡眠均好，小便频数减少，除小腹微有胀痛外，无其他不适，脉细虚数。治宜养阴潜阳。用桑螵蛸散加减。处方：桑螵蛸 15 克、党参 15 克、茯苓 18 克、生龙齿 30 克、生牡蛎 30 克、龟板 30 克、丹参 9 克、车前子 9 克、远志 9 克、女贞子 12 克，5 剂。

1973 年 6 月 29 日追踪观察，患者诉说前症消失，未见复发。

按语：本例主要是肝胆郁热。肝气郁滞故见胁痛，痛放射至左肩；肝胆失于疏泄，上循于咽则口苦咽干，下传于肠胃则脘痛纳呆、大便不调，影响及肾则见肾阴亏损症状，如失寐多梦、小便频数、舌红、脉细数等。在治疗上先以四逆散解郁舒肝，佐以丹皮、田七、丹参、郁金以凉血散瘀，柏子仁、茯苓以清热养神。俟肝胆之郁热减轻后，以平肝之法清余热，以养阴之法滋肾潜阳。用药对症，故能收效。

本文载于《刘赤选医案医话》

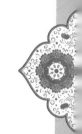

淋证/沙淋的辨证施治

本病以小便频数短涩，滴沥刺痛，小腹拘急引痛为主症，有气淋、石淋（沙淋）、血淋、膏淋、劳淋、热淋之分。泌尿系结石一般属砂淋、石淋、血淋范围。结石形成与脾肾膀胱有关。《黄帝内经》云："脾受积湿之气，小便黄赤，甚则淋。"《诸病源候论》云："诸淋者，由肾虚膀胱热故也。"因此，结石一症，多是脾湿郁热，传于膀胱，肾虚气化失权，清浊不分，致湿热蕴积下焦，日久结为砂石。小者为砂，大者为石，故有砂淋、石淋之称。热灼伤血络，出现尿血者称血淋。

泌尿系结石的治疗，民间积累了丰富的经验，效果亦很好。但为了提高疗效，仍须注意辨证，对病立方，对症下药。

淋证在临床上，属下焦湿热者居多。由于湿热下注于膀胱，使砂石阻于尿路，故常见腰痛，或痛时牵引小腹，小便频急刺痛，淋沥难通或见血尿等症状。治疗多用清热利湿、通淋化石之法。余常用九味化石汤（经验方）：车前子、牛膝、泽泻、瞿麦（如无瞿麦可用海金沙代之）、金钱草、冬葵子、鸡内金、琥珀末、甘草梢。此方宜重用金钱草，以加强排石之力；血尿明显者可加江南侧柏叶、赤芍、生地黄等凉血止血药。本方利水通淋功效较强，久服若有肾阴受损时，可用育阴利水之猪苓汤治之。

对于肾虚结石，在辨证中尤应引起注意。本证或因素体肾虚后结石，或因结石停积时间过长而伤肾，或因服寒凉攻伐药物过多而致脾肾两虚。临床上有些病例仅有腰酸痛，在 X 线照片或化验时才发现结石；有些病例肾虚症状甚多而膀胱湿热症状甚少；有些病例肾虚和膀胱湿热兼见。治疗时，以肾虚为主者，宜补肾佐以化石；肾虚和下焦湿热兼有者，宜补肾与通淋化石兼治之。

案例一 黄某，男，43 岁，干部。

1973 年 5 月 29 日初诊。患者于 1973 年 5 月初突然肾绞痛，伴有血尿；当时尿常规检查为红细胞＋＋＋＋、尿蛋白＋－、白细胞＋，X 线照片发现左侧第四腰椎水平处有一颗绿豆般大小之结石（约 0.4 厘米 × 0.2 厘米）。经治疗后，肾绞痛症状缓解，在某医院做排石治疗，服数剂中药，未见效果而来诊。脉弦，苔白。此属湿热血淋和砂淋并发。治宜利湿清热、排石止血。处方：车前子 9 克、甘草梢 9 克、冬葵子 9 克、瞿麦 9 克、金钱草 30 克、鸡内金 9 克、琥珀末 3 克（冲服）、泽泻 12 克，3 剂。

6 月 7 日二诊。服药后于 6 月 2 日早上排出约绿豆大之结石一颗，症状基本消失。继用前方，3 剂。

6 月 10 日三诊。自觉无任何不适，舌质略红，苔白，脉转和缓。治则同前，加止血药以巩固疗效。处方：甘草梢 9 克、泽泻 12 克、车前子 9 克、白芍 12 克、琥珀末 3 克（冲服）、鸡内金 9 克、旱莲草 12 克，3 剂。

服后告愈。

按语：本病由于泌尿系结石阻塞尿道，导致小便闭阻而湿热伤血，血瘀结不通，所以突发肾绞痛及尿血等症。在治疗上，应以祛瘀排石、止痛止血为主。甘草梢直达尿道缓解其痛；琥珀化瘀解结，以止其血；泽泻、车前子、金钱草俱有利湿清热之作用。金钱草还有排石之功能，与鸡内金、瞿麦等组合成方，治砂淋血尿有效。

案例二　白某，女，38岁，干部。

1971年12月22日初诊。主诉：近几天来，右腰部痛，有时突然加剧，痛连右腿，每次持续2~3小时，伴有尿血，小便淋沥不通，大便虚急不下，脘闷欲吐，发热，面部及皮肤浮肿等症，舌红、苔微黄，脉细数。经检查诊断为右输尿管上段结石（X线照片报告：右侧输尿管上段结石1.6厘米×0.32厘米）。尿常规检查报告：尿蛋白+，红细胞少许，白细胞++。按中医辨证，此为沙淋兼下焦湿热（右输尿管上段结石合并泌尿系炎症），治宜清热利湿、通淋化石。拟用九味化石利水汤加减。处方：车前子三钱、牛膝三钱、赤芍三钱、生地八钱、金钱草一两半、鸡内金三钱、琥珀末五分（冲服）、甘草梢三钱、木通三钱、侧柏叶七钱。3剂，每日1剂。

1972年1月5日二诊。服前方后，腰痛减轻，尿血亦止，小便通利，热退肿消，其余脘闷欲吐，大便虚急等症均消失，脉舌如前。再予：冬葵子三钱、泽泻四钱、车前子三钱、甘草梢三钱、牛膝三钱、金钱草一两半、鸡内金三钱、琥珀末五分（冲服）、海金沙三钱。6剂，每日1剂。

1月12日三诊。右腰部痛止，唯腰下近尻骨处按之微痛，小便时尿道有涩痛感，尿有浊臭气味。尿常规检查报告：尿蛋白+，红细胞2~3个，白细胞++。继用前法处方：车前子三钱、牛膝三钱、白芍四钱、冬葵子三钱、瞿麦三钱、金钱草一两、鸡内金三钱、侧柏叶三钱、甘草梢四钱。连服6剂。

2月9日四诊。脉细缓，小便正常，但溺时仍有涩痛，腰已不痛。照前方去冬葵子、瞿麦、侧柏叶，加泽泻三钱，茯苓四钱，淮山四钱。再给6剂。

3月11日五诊。各症状明显减轻，未见有肾绞痛发作，小便常规好转，尿蛋白±、红细胞1~2个、白细胞1~2个。X光照片复查：结石由输尿管上段降至下段，结石大部分消失，仅存原来1/4。拟用猪苓汤加减，取育阴利水、补精气、清湿热之法，以促进结石排出，巩固疗效。处方：阿胶三钱（溶化）、滑石六钱、茯苓四钱、猪苓四钱、泽泻四钱、车前子三钱、金钱草一两、甘草梢四钱、琥珀末五分（冲服）、鸡内金三钱。（后追访，结石已排出）

按语：此病由于结石阻塞和损伤"输尿管"，以致小便淋沥不利、腰痛、尿血，并因湿热内蕴，湿热与沙石、瘀血阻塞不行，又出现发热、浮肿等复杂证候（属下焦湿热型结石），故用清利湿热、通淋化石之法。初诊方中重用金钱草为清湿热、化沙石、利小便的对病主药；佐以生地、赤芍、侧柏叶凉血去瘀，清热止血；琥珀、鸡内金有化石消瘀的作用，治结石擦伤而致出血者，有止血通淋的良效；车前子降气利尿；木通通经络、利湿热、消皮肤浮肿；牛膝舒筋络、止腰痛；甘草梢缓解尿道的涩痛。服药后，尿血消失，痛淋俱解，其他各症亦随之消失，仍用九味化石利水汤（泽泻、车前子、瞿麦、冬葵子、鸡内金、琥珀末、金钱草、牛膝、甘草梢），继续通淋化石（因缺瞿麦，以海金沙代之）。方中泽泻、车前子、冬葵子滋养精气，清利小便；瞿麦、海金沙、鸡内金俱有化砂石的作用，与金钱草、牛膝、甘草梢、琥珀末组成利湿热、排石通淋的方剂，为治疗本病的主方。直至结石消细，可由小便排出，才转用育阴利水、补精气、清湿热之法，以利尿排石，巩固疗效。

案例三　姚某，男，39岁，干部。

1971年3月6日初诊。主诉：从1968年开始患高血压，血压保持在170～180/110～120毫米汞柱，自觉头痛，右侧颈项长期有些不舒适，并见眩晕、心悸，小便多，阳痿，性欲减退，精液稀少，结婚4年不育，舌质暗红，脉弦而紧。

1月3日到2月18日，在检查高血压原因时，X线照片发现有肾结石（左肾下盏处有0.8厘米×0.4厘米大结石，右肾结石2颗，分别为绿豆及黄豆大）。按中医辨证，此为：（1）肾虚结石，（2）眩晕（肝肾阴亏、肝阳上亢）。拟先打石为主，治宜温养精气，以补肾排石，并配合西药以降血压。处方：杜仲三钱、淡肉苁蓉四钱、山萸肉四钱、淮山四钱、车前子三钱、牛膝三钱、鸡内金三钱、金钱草一两半、血琥珀末五分（冲服）。清水煎服，每日1剂。连服30余剂后，头痛、眩晕、心悸均减轻，脉转弦缓。至5月31日，在某医院复查X线照片，证实右肾两颗结石完全排出，左肾下盏之结石已下降至输尿管下段，停于生理狭窄处。至7月28日，继用前法拟方排石：淡肉苁蓉四钱、牛膝三钱、山萸肉四钱、血琥珀末一钱（冲服）、鸡内金三钱、金钱草二两、海金沙三钱、车前子三钱，水煎服。另每日服龟鹿补肾丸，以配合治疗。服上方10余剂后，头痛、眩晕、心悸等症状均消失，唯颈项不适之处未有改变。

至1972年8月5日X线照片复查证实肾结石已全部排出，追踪至1973年初，X线照片复查，均未见有结石。

按语：肾结石的患者，多见腰痛、小便不利、尿血等症状。但本病例却以小便多、眩晕、头痛、心悸、精虚、阳痿不育、脉弦紧为主症。这与上个案例有所不同。脉弦紧和头痛为气血郁结之征象，小便多、精液少、眩晕、心悸显属精气亏损，脉症相参，证属肾虚，加以西医检查确诊有结石，故拟用温养精气、益肾排石之法。方中杜仲、肉苁蓉、淮山、牛膝、车前子有养精气，或兼有利小便的作用，鸡内金、琥珀末、金钱草、海金沙皆为化石通淋的专药，其中琥珀末化石止血，治结石尿血，效果较好，金钱草则专于利尿排石，故方中重用之。上方通补并用，使肾气健旺，小便通利，故能达到标本兼治之目的。

（何国良整理）

本文载于《刘赤选医案医话》

本文原载《新中医》，1973，3：30－31

肾虚病的辨证施治

一、肾虚

肾虚是肾功能衰竭。《黄帝内经》说："肾者主水，受五脏六腑之精而藏之。"这是指出肾有"主水""藏精"两种功能。"精"是阴液之总称，藏精以奉养全身；主水是肾受水谷之液，化气利尿，以使阳气充足，营养全体。若肾虚其功能衰弱，则水不化气而气虚（即阳虚），阴液失藏而阴虚，临床辨证，必须区别这两个类型。慢性肾炎参照这种方法诊治有相当效果。

二、肾虚的主症

（一）腰痛—胻酸（即小腿胫骨酸软）、体疲—神倦

肾虚、精力不足，腰肌与胻骨先失其养，所以酸痛。但因小便不利，将变水肿，亦有先见腰痛者，这样的腰痛，重坠不酸，可以区别开来。

肾虚而精气日损，形神失养必出现体疲神倦。

（二）小便不正常

肾虚无以化气利水，因此小便不利（尿频尿急，而尿量不多）或夜尿多，或尿量过多（尿中含蛋白、红细胞、白细胞）。

（三）水肿

肾虚小便不利，渐变水肿。初起眼睑肿，继则跗肿以及面部、两胫、四肢、腰腹全身俱肿，若跗肿而皮肤又紧张、坚敛光亮如铜钱者，病属难治，此多因不戒食盐所致。以上几个主症，但见一症便是肾虚，不必悉见。

三、分型辨证

肾虚可分为肾阳虚与肾阴虚两大类。

1. 肾阳虚型

案例一　杨某，女，19岁，顺德人。

患者去年夏患慢性肾炎，3个多月来，两目胞及面部俱微肿，腰酸痛，体疲倦，头晕，心悸，小便短少不利，尿蛋白＋＋～＋＋＋，红细胞＋，舌淡红胖润，苔白，脉细缓，有时濡弱。证属肾阳虚，每日服参苓白术散加减，7剂后各个症状消失，尿蛋白减

至 +，红、白细胞消失，再服 7 剂而愈，至今 4 个月，病未复发。

参苓白术散加减方：扁豆四钱、陈皮一钱、党参四钱、白术五钱、淮山四钱、炙甘草二钱、茯苓五钱、莲子肉五钱、益智仁四钱、桔梗三钱，水煎服。小便多加芡实一两去桔梗；小便少去益智仁加薏苡仁一两。

按语：这方用参术、益智仁甘温补气，淮山、茯苓、莲子甘平清淡、渗湿利尿，化浊气为清气。清阳之气充足，肾得其补自然健旺，各个症状俱好转了。益智仁有温肾缩小便之功，尿量少者减去之，加薏苡仁；芡实有敛液涩精的作用，故小便多者用之。

鲤鱼赤豆汤：鲤鱼一斤，去肠脏，赤小豆四两，陈皮一钱，用水同煮食。

这是甘温之方，补益精气，有消肿利尿的功用，又有消除尿蛋白的捷效。

2. 肾阴虚型

案例二　崔某，男，14 岁。

去年 7 月，患者从北京来广州探亲，得急性肾炎，后转为慢性肾炎，眼胞及面部微肿，胫、跗俱肿，腰酸体疲，下午两颧潮红，小便短少，尿蛋白 + +、红细胞 +、白细胞 +，服猪苓汤 9 剂，症状好转，尿蛋白、红细胞、白细胞俱消失。停药七天，病又复发，尿蛋白 +，再服猪苓汤 6 剂，痊愈，至今 4 个多月未发。

猪苓汤：猪苓、茯苓、泽泻各四钱，滑石八钱，阿胶四钱（烊化）。

按语：此方甘凉，养精血，利小便，有退阴热、利尿消肿之功效。如阿胶用蛤粉炒成珠，煎服，止腰酸痛，其功效更捷。尿红细胞多加白芍、旱莲草，白细胞多加黄柏，血压高加车前子、牛膝、杜仲、白芍。

案例三　苏某，男，60 多岁，干部。

患者素患糖尿病，久未痊愈，又患慢性肾炎，已 2 个多月，腰酸体疲，脚软不肿，口渴，小便多，尿蛋白 + +、红细胞 + +、白细胞 +，午后微热 37.3 ~ 37.6 ℃，两颧潮红，脉细数，舌微红。拟滋阴利水法，服生六味地黄汤 20 余剂，调理月余，糖尿病及肾炎俱逐渐好转而愈，再过月余，未有复发。

生六味地黄汤：生地黄八钱，山萸肉、淮山各四钱，丹皮、茯苓、泽泻各三钱，水煎服。

按语：此方甘凉滋利，可治慢性肾炎之腰痛，退潮热，但不能消肿，且会加重水肿，尿蛋白多者加阿胶、龟板，白细胞多者加黄柏、知母。

本文原载《新中医》，1972，1：21 - 22

水　肿

水肿一证，与肺、脾、肾三脏之关系最为密切。但临床辨证多见于脾肾两脏之病变，古人亦认识之。如《素问·脏气法时论》云"肾病者，腹大胫肿，咳喘身重，寝汗出，憎风"。又《素问·至真要大论》云"诸湿肿满，皆属于脾"便是证明。本病之初多伤脾，迁延日久必伤及肾；有肿时，多以阳虚为主；久病肿退之时，以阴虚气血亏损为多。

脾虚健运无力，故水湿内停。症见肢肿腹胀，尤以食后腹满为甚，时肿时消，按之凹陷，纳谷不香，大便不调，舌淡红，苔白腻。治宜温中健脾，行气利水。用平胃散合五皮饮治之。若水湿久停，痰浊内生，症见头晕、胸翳、脘闷、苔白而滑者，宜用二陈汤，以燥湿除痰。

肾虚，多为久病伤肾所致，往往是水肿严重阶段。对肾虚水肿之辨证，根据临床经验，主要有如下几个主症。

（1）腰酸痛：腰为肾之府，腰酸痛是肾之外候。肾虚之腰酸痛多是渐起。就水肿而言，先必见肿，后才腰酸且痛。不是肾虚之腰痛，往往是先见腰痛并常伴重坠感而不酸，此点可资鉴别。

（2）胫骨酸软：胫骨酸软就是膝软腿酸。肾藏精，精生髓，肾主骨。若肾精不足，髓无以充骨，则常有膝胫酸软无力之感。

（3）小便不利：肾主水而开窍于二阴。肾虚无力化气行水，则小便不利，这是水肿病伤及肾之主要表现。有些患者虽尿频尿急或夜尿多，但总量（昼夜尿量）乃少，故仍见有浮肿。

（4）水肿：肾阳虚是水肿之主要原因。至于肾阴虚，因决渎无权，水无所主，临床上也可见浮肿。故明代张景岳有"其标在肺、其制在脾、其本在肾"之说。肾之阴阳失调，是水肿产生之根本。水肿初起多见眼睑浮肿，继而见踝部、面部、两胫、四肢，后腰、腹全身俱肿。若跗肿而皮肤紧张、坚敛光亮如铜钱者，病属难治。此多因不戒食盐所致。

以上几个主症，不必全俱，见其一二症便是肾虚。

肾阳虚轻者，治宜温通利水，以五苓散为主；若是重者，以济生肾气丸治之。至于肾阴虚者，若兼有浮肿，治则应正邪两顾，用猪苓汤以育阴利水；若完全无肿者，乃用六味地黄汤，以防增加浮肿。因为浮肿必是湿浊所致，而熟地黄性滋腻，恐碍湿之除去，故不好使用。

案例　杜某，女，40岁，工人。

1972年6月25日初诊。患者于20年前因跌扑震伤头部后，经常头晕，下肢浮肿（有冷痛感、屈伸困难），偶有胸闷气促，胃纳正常，大小便自调，舌淡红，苔薄白而滑，脉弦细而浮。证属脾胃阳虚、痰湿凝滞。治宜温补脾胃、除湿化痰。用五皮饮合小半夏加茯苓汤加减。处方：生姜18克、天花粉12克、大腹皮15克、橘皮4.5克、法半夏15克、茯苓24克、桑白皮18克、五加皮18克，3剂。

7月1日二诊。服3剂后病情好转，但停药后病又复发，胸闷腹胀，全身肿痛，胃纳欠佳，食下腹更满，大便每天1~2次，小便正常，微汗，头晕，脉弦细数。此属脾虚无力运化水湿，致痰湿停聚，外溢为肿。治宜健脾化湿、除痰消肿。用二陈汤、平胃散、五皮饮三方加减合用。处方：桑白皮24克、茯苓皮30克、生姜皮30克、大腹皮24克、橘皮4.5克、厚朴12克、法半夏12克、苍术9克、天花粉24克，3剂。

7月4日三诊。全身皮肤浮肿，胸闷气喘，胃纳欠佳，脚肿腹胀，大便秘结，小便不利，血压164/100毫米汞柱，舌淡红，脉细而濡。此属脾胃虚弱，病已及肾。治宜温通脾肾、化湿利水。用苓桂术甘汤合五皮饮。处方：生姜皮30克、陈皮3克、大腹皮30克、桑白皮30克、五加皮30克、炙甘草6克、白术15克、茯苓21克、桂枝15克，3剂。

7月8日四诊。全身肿胀消减，胸闷、腹胀等症消失，气喘亦转顺，大便正常，唯小便不利，舌润脉弦，血压134/90毫米汞柱。治宜温中通阳、化湿利尿。用五苓散加味。处方：桑白皮30克、生姜皮30克、法半夏15克、厚朴12克、苍术9克、桂枝15克、茯苓15克、猪苓15克、泽泻15克、白术15克，3剂。

7月12日五诊。诸症俱解，大小便正常，胃纳亦好转，唯晨间精神较疲乏，舌胖苔滑，脉细而弱，血压稳定。痰湿、水饮俱已消除，唯脾肾仍虚，气化未全，须防反复。仍守前法加减以巩固疗效。方用五苓散合二陈汤、平胃散加减。处方：法半夏12克、陈皮3克、猪苓15克、泽泻15克、茯苓30克、桂枝15克、白术15克、厚朴9克、苍术9克，3剂。

按语：本病治疗初期，症见胸闷腹胀，全身浮肿，大便不调，食后腹满甚，胃纳欠佳，知其病在脾，痰饮水湿，停滞不化，外溢于表而为肿。在治疗上，当温中利水，除痰化湿，才能切合病情，故用苓桂术甘汤合二陈汤、平胃散温里为主，以五皮饮行气利水为佐。于三、四诊症见小便不利，则为脾虚及肾，改用五苓散为主，以通阳化气，使利水之力更强，故诸症俱解，恢复健康。

本文载于《刘赤选医案医话》

瘿病治验二则

一、瘿病（阳虚血少型）

案例一 林某，男，34 岁，某学院职工。

于 1972 年 6 月 15 日初诊。患者自诉心悸，手震，低热，汗多，突眼露睛已两年多。1971 年 10 月检查基础代谢率为 +60%，24 小时甲状腺吸 ^{131} 碘率为 60.1%。西医诊断为甲状腺机能亢进。同年在某医院用同位素治疗，治疗后期逐渐出现颜面及肢体浮肿，表情淡薄，心跳缓慢，体倦神疲，恶寒肢冷，眩晕耳鸣，肢体无力，胃纳欠佳，大便略结，小便正常，脉迟弱短涩，舌淡苔薄白。每日需服甲状腺素片 3 片，才能维持正常工作。同位素治疗后，再经甲状腺吸 ^{131} 碘试验，证实为同位素过量所致的甲状腺机能减退，黏液性水肿。此属营养不足、气血虚寒所致。治则：温补气血，通调经脉。用十全大补汤去川芎治之。处方：熟地八钱、白芍五钱、当归五钱、党参四钱、白术四钱、茯苓八钱、炙甘草三钱、北芪五钱、肉桂三分（药水焗）。清水煎服 3 剂，每天 1 剂。

6 月 19 日二诊。浮肿消退，精神好转。但觉恶寒体倦，咽喉微痛，舌淡苔白，脉迟细弱。用当归补血汤加味。处方：北芪一两、当归三钱、党参五钱、炙甘草三钱、桔梗五钱。清水煎服。3 剂，每日 1 剂。并嘱患者逐日减少服甲状腺素片。

6 月 22 日三诊。病情好转，症状逐日减轻，浮肿基本消退。从 6 月 21 日起停服甲状腺素片，现浮肿未见复发，仍觉疲倦乏力，微怕风寒，不耐劳作，动则腰酸，脉弦转为细缓，舌质淡白，苔白略厚。用当归补血汤合保元汤。处方：北芪六钱、党参八钱、当归三钱、炙甘草二钱、肉桂三分（药水焗）。清水煎服。5 剂，每天 1 剂。

患者连服此方约 3 个月，停服甲状腺素亦 3 个月，症状基本消失，已能参加全日工作，无浮肿，甲状腺吸 ^{131} 碘率恢复正常。后间服补中益气汤或陈夏四味汤以巩固疗效。

11 月 6 日四诊。患者停药均无明显不适，照常工作。近因天气较冷，又觉畏寒，体倦，腰酸无力，小便频数，脉细弱，舌淡苔白。此为脾肾两亏。用回阳救急汤加减。处方：陈皮八分、党参五钱、熟附子五钱、法半夏五钱、肉桂三钱（药水焗服）、五味子五钱、干姜五钱、白术五钱、茯苓六钱、炙甘草二钱。清水煎服。3 剂，每天 1 剂。另方：鹿茸一钱，隔水炖服，每周服 1 次。

患者服药后，恶寒明显好转，继服上二方 10 余剂，症状基本消失，追踪随访，至今未见复发。

按语：此病属祖国医学虚劳病中的侠瘿（瘿气）范围。由于气血虚损，不能营养脏腑，各机能衰退，所以出现种种的虚劳证候。尤其是肌肉失荣，则肢体倦怠乏力，脾失运化，水气停聚以致浮肿。用十全大补去川芎之辛香走窜，健补脾胃而不耗泄气血。重用北芪补气、生肌、利水消肿；继用保元汤合当归补血汤专补气血，温养元阳而至病愈。

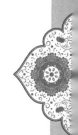

二、瘿病（阴虚痰火型）

案例二 陈某，女，20 岁，机械厂工人。

于 1973 年 3 月 11 日初诊。患者于 1972 年 11 月开始发现两侧甲状腺逐渐增大。渐觉心悸、气促、两手时有颤抖，易怒疲倦，全身疲乏无力，头晕眼花，午后潮热（口探 37.4 ℃），五心烦热，舌尖红，脉弦细。心率 110 次/分，心尖区可闻二级收缩期杂音，基础代谢率 +33%。诊断为甲状腺机能亢进。此属阴虚火亢，煎熬津液而成痰，痰火胶结，气郁不舒，颈部因而胀大，遂成瘿病。治则：滋阴降火，除痰息风。处方：浙贝母五钱、夏枯草三钱、白蒺藜三钱、白芍五钱、甘草二钱、茯苓五钱。清水煎服。3 剂，每天 1 剂。

3 月 15 日二诊。低热已退，头晕、眼花有所改善，但仍心悸，两手有颤抖，并觉胸部有痞满、阻塞感，脉弦，舌红苔白。此为痰火郁结未消。继用上方加牡蛎二两（先煎）。清水煎服。5 剂，每天 1 剂。

3 月 22 日三诊。胸部已感舒适，尚有心悸、手颤。望诊舌红苔白。处方：浙贝母五钱、牡蛎一两（先煎）、海马二钱（先煎）、甘草二钱。清水煎服。3 剂，每天 1 剂。

3 月 26 日四诊。自诉各症均消除，但睡眠差，脉弦细数，舌质红。处方：夏枯草五钱、浙贝母五钱、牡蛎二两（先煎）、甘草三钱、茯苓一两。清水煎服。3 剂，每天 1 剂。

3 月 30 日五诊。近两天有发热，体温口探 37.4 ℃，脉细数，舌红苔白。此为热灼伤阴。治宜清热养阴。处方：象牙丝二钱、南豆衣四钱、珍珠母一两、甘草二钱、小环钗五钱、川贝母三钱、茯苓五钱、丹参三钱、太子参四钱。清水煎服。6 剂，每天 1 剂。并嘱以后可照上方间日或数日服 1 剂，共服 12 剂。药后自觉没有不适之感，一直正常工作。1973 年 8 月 9 日复查基础代谢率为 +8%。随访至 1975 年 12 月，此病未有复发。

按语：此病由于肝阴素亏，阳火内炽，煎熬津液，胶结成痰，痰火壅塞，气郁不利。表现为易怒、气促、颈胀、眩晕、倦怠、舌红、脉弦而细。初用消痰清火，解结开郁。用浙贝母、夏枯草、白蒺藜、海马、牡蛎等消除颈胀，先治其标。后用养阴潜阳，消火宁心，如珍珠母、牡蛎、象牙丝、丹参、茯苓、小环钗、川贝母之类，解决眩晕心悸，后治其本。间有标本并治，故能巩固疗效。

（刘亦选整理）

本文原载《新中医》，1976，2：19－20

血瘀络阻古方治　四乌鲗骨一芦茹

　　四乌鲗骨一芦茹丸为《内经》十三方之一，原治血竭肝伤。宗此方化裁治疗慢性肝炎和早期肝硬化，疗效颇佳。

　　案例　石某，男，24岁。

　　患者因食欲减退，恶心呕吐，厌油腻，小便黄赤3天，于1975年3月3日入某医院住院。入院体检时神清，巩膜及皮肤黄染，肝在肋下1厘米，脾未扪及，腹部叩诊呈鼓音，肠鸣音亢进。黄疸指数70单位，谷丙转氨酶710单位，白蛋白41.3克/升，球蛋白23.2克/升，尿三胆阳性，蛋白微量；超声波检查示肝区较密微小波，腹水少量。西医诊为病毒性肝炎。入院后曾静脉滴入大量葡萄糖、维生素C、激素、三磷酸腺苷、胰岛素、血浆，并静脉注射茵栀黄等，除黄疸稍退外，其余症状未见明显改善，改请中医会诊。

　　3月11日初诊。右胁作痛，腹胀低热，头晕失眠，四肢乏力，口渴欲饮。舌质嫩红，舌苔薄白稍干，脉虚躁而无力，左带弦。证属肝郁脾虚，肝阴亏损。治则健脾舒肝，养阴活血。拟四乌鲗骨一芦茹汤加味：茜草根12克、乌贼骨9克、当归尾9克、炙甘草6克、白芍12克、橘络2.4克、茯苓12克、白术12克、党参12克、葱须一小撮。

　　3月22日二诊。服药11剂，面色明净，食欲好转，右胁不胀，仍有低热，失眠多梦，自汗盗汗，头晕肢软。舌质淡红，脉虚躁较前减少而带弦象。超声检查示腹水消失。仍守前法。

　　4月10日三诊。仍有低热，手颤，腹部微胀，口渴欲饮。脉细数带涩，舌暗红而紫，苔微黄薄。证为肝郁脾虚，胃肠湿热。治宜通络活血，化湿清热，处方：茜草根24克、橘络3克、葱须一小撮、赤小豆30克、乌贼骨12克、鸡内金9克、春砂仁9克（后下）、大腹皮9克、土茵陈30克、泽泻12克。上方服用26天，诸症皆平，精神食欲良好。复查肝功能：黄疸指数4单位，谷丙转氨酶40单位，病愈出院。

本文原载《中国乡村医生杂志》，1999，9：47－48

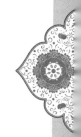

癫　证

案例　张某，男，40 岁，某县某中学干部。

1972 年 3 月 16 日初诊。由家人代诉病史，于 1966 年间，患者因事，思虑太过，久而成疾。初见精神抑郁，继则出现一侧头重痛，心中烦热，胸闷，失眠，有时或喃喃乱语，或呆若木鸡。1971 年昏倒一次，曾由当地中医治疗，服药未效（服何药未明）。因症状逐渐加重，遂由家人陪同来诊。当时患者表情淡漠，神态呆滞，不欲言语，心中烦热，胸闷不适，头痛失眠，须服安眠药才能入睡，并见手颤，胁痛，牙痛，胃纳欠佳，大便秘结，小便频数。诊见脉数而沉实，舌苔霉酱色。此为痰火内郁，扰乱心神所致。治宜清心除烦，消痰化浊。用栀子豉汤加味：淡豆豉三钱、山栀子六钱、石菖蒲三钱、莱菔子三钱、桔梗三钱、橘皮二钱、紫金锭五分（送服），3 剂。

3 月 20 日二诊。服上药后，患者自觉心胸舒畅，症状明显好转，两胁痛、头痛均减，大便已通，尚见手颤，失眠，下午仍觉烦热，脉数，苔霉酱色。前方已效，继服 3 剂。

3 月 23 日三诊。患者上述各症俱已日减，病有好转，精神较开朗，已能自诉病情，脉转弦数，舌苔灰黄，但痰火仍未全消，继用消痰清热法。处方：山栀子五钱、胆南星三钱、枳实三钱、川厚朴三钱、淡豆豉三钱、莱菔子三钱、瓜蒌仁五钱、石菖蒲三钱、甘草二钱，3 剂。

3 月 27 日四诊。患者下午胸中仍烦热，下半夜已能入睡，头痛胁痛俱已消解，胃纳转好，脉舌如前。继用前法而加重清心除烦之品。处方：法半夏四钱、胆南星三钱、黄连一钱、竹茹三钱、枳实三钱、莱菔子三钱、川厚朴三钱、瓜蒌仁四钱、石菖蒲三钱，3 剂。

3 月 30 日五诊。患者精神好，睡眠安宁，各症基本消失，唯觉时有头胀，继用前方加减，再服 9 剂而愈。

按语：癫狂病多属实证，表现以神志异常为主。其病机或为气郁，或为痰火。《灵枢》曰："癫疾始生，先不乐，头重痛，视举目赤，甚作极，已而烦心。"本例患者精神抑郁，头痛失眠，神态呆滞，属中医的癫证。其病因病机，乃因精神受刺激，思虑太过，损伤脾气，脾气不运，痰浊内生，久而化热，痰火互结，扰乱心神所致。心烦胸闷，脉数而沉实，舌苔霉酱色等均为痰火内郁之候；失眠，神态呆滞，时或喃喃乱语等症，是由痰火上扰而引起。故立清心除烦，消痰化浊之法而治之。用栀子豉汤加味，以清心除烦，胆南星、莱菔子、陈皮、瓜蒌仁除痰化浊，另用紫金锭送服，是取其辟秽化浊之功。诸药合用，除痰浊，清烦热，故各症俱解。

（何国良整理）

本文原载《新中医》，1974，2：25

痹　证

痹证在临床上极为常见，不论性别、年龄均可罹患。常表现有肢体筋骨关节疼痛、红肿、酸楚、重着、麻木、屈伸不利等症状。其发生原因，主要是由于正气不足，风、寒、湿、热之邪乘虚侵袭，痹阻于肌肉骨节经络之间，使气血流通不畅，即"不通则痛"而成。《素问·痹论》云："风寒湿三气杂至，合而为痹也。其风气胜者，为行痹，寒气胜者，为痛痹；湿气胜者，为着痹也。"又云："其热者，阳气多，阴气少，病气胜，阳遭阴，故为痹热。"故痹证可分为行痹、痛痹、着痹、热痹四种。一般风胜则痛处善行，游走不定；寒胜则痛剧而收引；湿胜则痛处酸麻重着；热胜则红肿热痛，痛不可近。这是辨证之常法。然而，在临床中，四者甚难截然分开，仅各有所偏胜而已，故在辨证分型时可概括为风湿寒痹和风湿热痹两大类型。但痹证若反复发作不已，可导致脏腑之气血及阴阳失调，肝脾肾之不足以及出现痰凝血瘀之证候，因而在临床辨证治疗中，必须注意区分寒、热、虚、实等情况。

关于本证治疗原则，《类证治裁》一书有颇为完善之论述，如"治行痹散风为主，兼去寒利湿，参以补血，血行风自灭也；治痛痹温寒为主，兼疏风渗湿，参以益火，辛温解凝寒也；治痹着利湿为主，兼祛风逐寒，参以补脾补气，土强可胜湿也。其症有风湿，有寒湿……有风热，有暑湿，有冷痹，有热痹，有营热，有营虚，有卫虚，有气痹，有血痹，有瘀血，有停痰……。治法总以补助真元，宣通脉络，使气血流畅，则痹自己"。此段论述说明，对本证之治疗，寒痹者不离祛风、散寒、利湿、通络；热痹者当疏风、清热、利湿、通络；对病延日久不愈者，尤其要注意调补气血，或补益肝肾健脾，或祛痰化瘀等。现将常用之方药，简单归纳介绍如下。

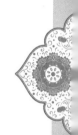

一、方剂

1. 当归四逆汤（《伤寒论》）

芍药 9 克、细辛 3 克、通草 3 克、当归 9 克、桂枝 6 克、大枣 8 枚。

对风湿寒痹而症见四肢关节或肢末冷痛者，用本方加减治疗颇佳。

2. 独活寄生汤（《千金方》）

独活 9 克、桑寄生 30 克、秦艽 12 克、防风 9 克、细辛 9 克、川芎 9 克、当归 12 克、熟地 24 克、白芍 12 克、茯苓 13 克、杜仲 12 克、牛膝 12 克、党参 12 克、甘草 6 克、肉桂 1.5 克。

治风湿寒痹而有血虚、肝肾不足，症见腰膝冷痛或麻痹，关节难以伸屈，畏寒喜温，遇冷则发，游走不定，久不断根者，采用本方极为合适。若便溏者，去秦艽加白术 12 克；腰膝、踝关节久痛软弱无力、屈伸不利者，加虎骨 15 克；小关节疼痛者，去杜仲加炒山甲 30 克。本方去桑寄生加黄芪、续断，名三痹汤（《妇人良方》），喻嘉言曾说："此方用参芪四物，一派补药，加防风、秦艽以胜风湿，桂心以胜寒，细辛、独活以通肾气，凡治三气袭虚而成痹者，宜准诸此。"临床上用此方治疗气血虚和肝肾亏损之风湿寒痹，确有捷效。

3. 桂枝芍药知母汤（《金匮要略》）

桂枝18克、芍药12克、甘草9克、麻黄9克、附子12克、白术12克、知母12克、防风12克、生姜24克。

《金匮要略》云："诸肢节疼痛，身体尪羸，脚肿如脱，头眩短气，温温欲吐，桂枝芍药知母汤主之。"遵古训之意，余常用此方治疗脾胃阳虚，湿浊不化，风湿之邪合而流注筋骨，搏结于关节，症见面黄、手足背浮肿、关节肿痛、神疲脉弱、纳差、便溏者，投之常获良好之效。

4. 二妙散（《丹溪心法》）加味

苍术12克、黄柏12克、防己12克、当归12克、萆薢18克、牛膝12克、秦艽18克、龟板45克。

本方具有清热燥湿、滋阴活血、舒筋之功。治湿热伤阴，阴虚痿痹，症见腰膝痹痛日久不愈，坐立不稳，屈伸不利，下肢肌肉萎瘦者，有效。

5. 桑枝苡米汤（《自拟方》）

老桑枝30克、薏苡仁30克、竹茹15克、丝瓜络15克、芦根30克、冬瓜仁30克、徐长卿15克、豨莶草15克、滑石30克。

湿热与痰火互结，痹于关节，症见关节红肿剧痛或关节游走性疼痛不止、高热、烦渴者，用之可效。

6. 上中下通用痛风方（《汤头歌诀》汪昂编）

黄柏9克、苍术9克、龙胆草12克、制南星9克、桂枝12克、防己12克、威灵仙12克、羌活6克、防风6克、白芷6克、神曲9克、川芎6克、桃仁9克、红花3克。

本方用于治湿热、风痰、瘀血互结，痹阻关节，症见颈项或腰背强痛，或胸腹四肢各处皆痛者。有腰痛加狗脊15克，常获捷效。

7. 玉竹汤（《自拟方》）

玉竹30克、桑寄生30克、鹿衔草15克、白术15克、茯苓15克、牛膝15克、白芍15克、炙甘草9克。

本方用于治一臂或两臂痹痛而致不能高举或转动不灵者，不论病之新旧，均有效；若再另用玉竹30克煲兔肉或老母鸡佐膳，疗效尤为巩固。

二、药物

1. 藤类药

宽筋藤　苦、凉。善于舒筋通络，解筋肉之拘急。

海风藤　辛、苦、微温。善走经络而祛经络之风，治关节游走不定之痹痛。

络石藤　苦、微寒。专于宣通经络，治肌肉痛、筋脉拘挛而不易伸屈者。

鸡血藤　苦、微甘、微涩、温。补血活血通脉，善治血虚瘀阻之手足麻痹。

2. 动物类药

羚羊角骨　苦、咸、寒。能深入筋骨，息风清热，止痛最捷，善治风湿热痹而筋骨关节之剧痛。

穿山甲　咸、微寒。通络祛瘀，善治小关节拘挛痹痛。

虎骨　辛、甘、温。强筋健骨，善搜风散寒，治风盛而致关节走注疼痛及肝肾虚寒之足软痿痹。

龟板　咸、平。善治肝肾阴亏之腰脚痿弱、筋骨不健。

地龙干　甘、咸、寒。通络泄热，善解肢体拘挛疼痛。

3. 其他药

徐长卿　微甘、温。祛风散寒，善止骨节之疼痛。

鹿衔草　微甘、温。祛风湿，强筋骨，善解上肢痹痛。

豨莶草　苦、寒。祛风湿，利筋骨，治四肢麻痹、骨痛膝弱。

威灵仙　辛、温。善通经达络，行气力强，治周身关节之疼痛。

秦艽　苦、辛、平。善治肢体疼痛、挛急不遂。

桑枝　苦、微寒。善清湿火、骨火，治风湿热痹，筋骨疼痛。

龙胆草　苦、寒。风湿热痹之关节剧痛难忍，用本品镇痛有良效。

玉竹　甘、微寒。柔养筋脉肌肉，治臂痛不能高举，或硬直性之拘急。

三、案例

血虚风湿痹

案例一　苏某，男，53 岁，工人。

1974 年 9 月 10 日初诊。患者自诉病起两年，久医未效，经常感觉两肩至肘部抽痛，两膝至脚跟部亦酸软而痛，脉弦带劲，舌暗红，苔淡黄、薄白而带腻，胃口、精神一般，大小便正常。此属血不荣筋之风湿痹。治宜健脾化湿、养血驱风、舒筋活血。用《伤寒论》之苓桂术甘汤加味。处方：桂枝 12 克、茯苓 18 克、白术 12 克、炙甘草 6 克、牛膝 9 克、白芍 12 克、徐长卿 30 克、海风藤 15 克、桑寄生 30 克，2 剂。

9 月 13 日二诊。服上方一剂后，两膝至脚跟部轻松不觉酸痛，两肩至肘部之抽痛亦减轻；服第二剂后痛俱消失。脉缓而不弦，病告痊愈。照上方加鹿衔草 12 克，服 3 剂以巩固疗效。经一年后随访未见复发。

按语：此病由血虚受风湿痹着所致，以筋痛为主症。痛在四肢，以桂枝走四肢而祛风活血，合白芍养血止痛；白术、茯苓健脾化湿；甘草调和各药，为治疗本病之基础；鹿衔草祛风湿，解上肢之痹痛；淮牛膝下行活血壮筋，解下肢之酸痛；徐长卿、海风藤、桑寄生祛风化湿，治四肢抽搐或掣痛及活动失灵。诸药组合成方，对此慢性顽症能奏效。

风热血痹

案例二 余某，女，69 岁，顺德人。

于 1973 年 5 月 26 日初诊。患者于 1972 年 12 月发病，初起时周身骨节游走性疼痛，经当地治疗未效。现觉右耳前后骨节固定剧痛，而右肩关节、右肘腕关节及右胁俱游走而痛，此起彼伏，轮番发作，时觉连及右臀部板硬而痛，特别是右胸膺部瘀痛，牵引右腋拘急掣痛，以致右上肢屈而不能伸，右臂不能上举，并有头额、眉心重坠不安，大便时泄泻垢秽，约每日 1～2 次，小便如常，胃纳尚好，舌质微红而带干，苔薄淡黄而浊腻，脉弦细数。脉症相参，证为风痰瘀热，痹于经络及骨节，治宜清热化瘀，祛风消痰，通经络，舒筋骨。处方：老桑枝一两、海风藤五钱、宽筋藤五钱、徐长卿五钱、豨莶草五钱、白芍五钱、甘草三钱、丝瓜络三钱、双钩藤五钱、田七末一钱（冲服），2 剂。

5 月 28 日二诊。服前药后，右耳前后骨痛以及肩胁、肘腕关节游走痛俱减或消失，右臂未能高举，髋关节尚有微痛，右臀有一次板硬而痛，1～2 小时后自然消失，亦无再发，泄泻 1～2 次。脉弦细稍数，舌质微红，苔薄微黄，唯舌根尚带浊腻。继用前法，照前方减少祛风药，加清热活血药。

一方：老桑枝八钱、宽筋藤五钱、海风藤五钱、豨莶草五钱、地龙干三钱、赤芍三钱、丹皮三钱、甘草二钱、田七片一钱，2 剂。

二方：生鱼葛菜汤，用塘葛菜一斤、生鱼一条（四至八两）、红枣四个（去核）、陈皮一钱，清水煲汤，饮汤食肉佐膳。

5 月 30 日三诊。服上一方后诸关节疼痛继续减轻，佐以生鱼葛菜汤，效果更显，耳前后疼痛明显消失。唯活动剧烈时关节微痛，大便日泻 2 次，先硬后溏，右臂尚未能高举，舌红而润，苔薄黄腻，脉弦细而缓。究其风热稍清，筋络仍失濡养，拟用息风通络，清热柔筋之法。方予：玉竹七钱、甘草三钱、鹿衔草三钱、络石藤四钱、宽筋藤五钱、老桑枝六钱、地龙干三钱、丹皮三钱、赤芍三钱，2 剂。

6 月 1 日四诊。诸关节游走痛俱消解，右臂初能高举，可以摸及头部，脉缓而细，舌润苔薄淡，病十去其八。嘱其以下两方，交换服用，以资巩固。

一方：桑枝六钱、生薏苡仁六钱、鹿衔草三钱、玉竹一两、宽筋藤五钱、牛膝三钱、地龙干三钱、甘草二钱、赤芍三钱。

二方：鹿衔草四钱、赤芍三钱、牛膝三钱、宽筋藤五钱、老桑枝七钱、甘草二钱、玉竹八钱、海风藤五钱。

6 月 6 日五诊。患者觉病愈，回乡调治，数日后肆食鸡、鸭、鱼肉煎炒燥热之品，病又复发，又来求诊。脉症如前，并夹食滞，拟用消滞去瘀、通泄经络风热之法，以 6 月 1 日一方，减玉竹、生薏苡仁，加入丹皮三钱、山楂肉四钱、桃仁三钱，服 2 剂后骨节疼痛俱解。以后按上方加减，再服 4 剂，继续好转。后又因外感，遂拟疏风通窍、泄热消瘀法。予以下两方：

一方：薄荷二钱（后下）、苍耳子五钱、鹿衔草三钱、宽筋藤五钱、丹皮三钱、桃仁三钱、田七片一钱、桑枝七钱、赤芍三钱、牛膝四钱、丹参三钱、琥珀末一钱（冲服）。

二方：生鱼葛菜汤，生鱼（约半斤至一斤）、塘葛菜一至二斤、陈皮五分、红枣四枚（去核）。

服上两方后，各症基本痊愈，并嘱如有复发，按一方减薄荷、苍耳子，与生鱼葛菜汤，交替服用。

按语：《内经·痹论篇》说"风气胜者为行痹"。此症游走作痛，其为风痹无疑。舌红而干，苔黄带腻，则有痰火内郁。弦是风痹之脉，细数为痰火伤阴。脉症相参，此为风热挟痰、挟瘀，痹于经络，方用海风藤、络石藤、徐长卿、豨莶草、鹿衔草等祛风通络，镇骨节之走痛。而鹿衔草止臂痛，徐长卿止骨节痛，俱有捷效。宽筋藤、双钩藤、丝瓜络等清热息风，弛缓经络，能舒解筋肉之拘急。玉竹柔养肌肉，软坚解结，舒硬直性之拘急，治臂痹不能高举，重用1～2两尤有殊效。赤芍、丹皮、田七凉血化瘀，活血止痛。老桑枝、生薏苡仁、怀牛膝、地龙干通经泄热，镇痉止痛。甘草、白芍化热和阴，滋养血脉。诸药组合成方，随症加减，以治风热挟痰，瘀血伤阴之顽症，故能取效。另生鱼葛菜汤中，塘葛菜清香甘凉，透泄骨节之风热，生鱼长肉生肌，能医肉痿，二味为方，善疗筋肉骨节痹痛，亦为治此病之要方。

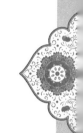

寒湿痹证

案例三　杨某，男，50岁，解放军干部。

1972年10月5日初诊。患者腰痠脚软，肌肤麻木，骨节屈伸不利，难以行走已一年多，并见两胁刺痛，大便时有溏泄，每日2～10次不等，小便数而欠，拟用苓桂术甘汤加味治之。处方：桂枝五钱、白术五钱、茯苓七钱、炙甘草二钱、白芍五钱、北芪五钱、生姜七钱，3剂。

10月14日二诊。泄泻次数减少，两胁刺痛及两腿麻木痠软俱稍减，唯腰肋麻木紧束，双膝怕冷，脉细濡，舌淡红。此寒湿之邪，着于腰肾也，拟用温通驱寒之法。方用《金匮要略》肾着汤加味：干姜四钱、茯苓一两、炙甘草二钱、白术一两、桂枝一两、北芪一两，3剂。

10月18日三诊。服前方后腰麻膝冷明显减少，下肢麻木、痠软无力俱逐消解，脉濡转缓，舌淡红，苔净。再宗上法，照上方加减（酌加法半夏、防风、附子、荜拨等），连服50余剂，症状逐日减轻，腰膝活动转灵。

12月16日四诊。下肢麻木减轻大半，但时仍有冷感，重着不仁，上半身易汗出，下半身无汗，大便时烂，舌淡白，脉浮细而虚，病症大有转机。唯沉寒积冷，着于腰肾，阻滞骨节，非大剂温通之药，不能愈也。转用甘草附子汤以温经散寒。方药：炙甘草三钱、桂枝一两、白术一两五钱、炮附子一两、云茯苓一两五钱、干姜七钱、法半夏五钱，水煎分2次服。连服5剂。

五诊。服上方腰痠冷痛遂觉著减，大便好转，继用甘草附子汤调理20余日，腰及肢体活动如常，各症俱愈。

按语：本例痹证，腰瘘冷痛，脚软无力，肌肤麻木，屈伸不利，症以瘘麻冷痛为主，显属寒湿之患，治以温剂。盖沉寒积冷，着于腰肾，凝结筋络，非多服大剂温通之剂，不能取效。何以初用苓桂术甘汤，后转肾着汤，终服甘草附子汤，答曰：治法多端，贵乎辨证。患者初诊脾肾阳虚，腰瘘溏泻，故立温补脾肾、温通经络之法。二诊泻止，脾阳健旺，唯腰肋麻木紧束，重着不安，此乃寒湿之邪，着于腰肾，故转暖土胜湿之法。清代尤在泾曰："肾受冷湿，着而不去，则为肾着。然病不在肾之中脏，而在肾之外腑，故其治法，不在温肾以散寒，而在煖土以胜水。"（《中医方剂学》，261页，上海人民出版社）四诊腰部麻木、重着之感逐减，究其沉寒积冷，非温通而不能却之，故用甘草附子汤，重用附子、桂枝以温壮腰膝，驱散寒邪。标本缓急，次序井然。

腰腿痹痛（风热灼筋）

案例四　李某，男，40岁，某师范学院干部。

1972年4月10日入院。患者腰腿疼痛，反复发作已近8年，近几天来腰腿痛加剧，屡治不效，遂送入我院施治。缘患者腰腿痛始于1964年，逐年加剧，于1972年拍X线照片，意见为腰4—5椎肥大性增殖，未能排除4—5腰椎椎间盘突出。诊断为肥大性脊椎炎、坐骨神经痛。入院时脚不能抬，行走困难，夜卧不安，转侧困难，甚则卧床不起，腰3—5椎有明显压痛，左昆仑、丰隆穴压痛（＋＋），左直脚抬腿征阳性，于是按痹证论治。初用祛风通络之剂，疼痛不减，后采用川乌、草乌之属，温经散寒，效亦不显，于4月20日会诊。当时患者腰腿疼痛，骨节屈伸不利，入夜更甚，睡卧不安，腰腿间有灼热之感，左足跗筋痛难忍，舌红干，苔薄黄，脉弦数。此属风热入络，灼伤筋络，非入络清热不能奏效，拟用祛风清热、舒筋活络之法。方药：穿山甲四钱（先煎）、地龙干三钱、老桑枝八钱、生薏苡仁八钱、牛膝三钱、白芍四钱、羚羊角骨三钱（先煎），3剂。

二诊。服药3剂后，腰腿疼显著减轻，晚上已能入睡，左腿活动度增大，脉转弦缓，舌红苔净。前法已效，遂加重入络之穿山甲至一两，继服3剂。

三诊。腰痛著减，有时腿痛，左臀较甚，入夜尚痛，舌红，脉又变弦数。风热入络，经久不愈，每易反复。究其邪热深入络道，故加重虫类搜剔，以动药治之。处方：龟板一两、鳖甲一两、穿山甲一两、羚羊角骨四钱（前四味先煎）、老桑枝一两、生薏苡仁一两、牛膝四钱、白芍四钱。

四诊。按前方连服20余剂，疼痛逐日递减，腰能转侧，脚能步履，腰腿痹痛已止。唯右小腹微痛，胃纳欠佳，脉弦，舌红，苔薄黄。前法已收效，痹证日久，必伤血气，转拟养血柔筋之法以善后。处方：桑寄生一两、鹿衔草四钱、白芍五钱、牛膝四钱、宽筋藤六钱、黄柏二钱、苍术二钱、鳖甲一两（先煎）。

按语：风湿之邪，着于经脉，流注骨节，迁延日久，必化热入里，灼伤筋络。此例病者，与前三案均有所不同。风热血痹者，风热挟痰，瘀痹经脉也，故清透之。寒湿痹者，沉寒积冷，着于腰肾也，故温通之。一热一寒，证候分明，清之，温之，此常法也。然本案患者迁延日久，骨节烦疼，入夜痛甚，非常法所能愈矣。故重用龟板、鳖甲、穿山甲、羚羊角骨，以入络搜风，通经止痛。其中羚羊角骨深入筋络，息风清热，止痛力最捷。龟板、鳖甲通络搜风之力最胜，穿山甲功专通络去瘀，配合老桑枝、生薏苡仁、白芍、牛膝之类，共奏入络清热、搜风止痛之效，故收全功。

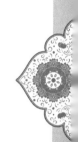

风热痰湿痹

案例五　辛某，女，48岁，农民。

1973年3月15日初诊。患者自诉颈椎骨痛已一年多，久医未效。现觉颈椎处稍耸肩即痛，痛连及头颈，胃纳、大小便均正常，舌红，脉弦细数。经西医诊断为肥大性颈椎炎。中医辨证属风痰热湿，痹于颈椎。治宜祛风清热、消痰化湿，以宣通痹着。拟用痛风方加减。处方：黄柏6克、苍术6克、胆南星9克、桂枝6克、威灵仙9克、龙胆草9克、茯苓15克、法半夏9克、徐长卿15克、豨莶草15克，3剂。

4月12日二诊。服前方3剂后，颈椎骨疼痛已停止，嘱咐继续服药10余剂。现因饮食不适，又觉疼痛，舌红苔白，脉弦带数。此因病虽好转，但未根除。再以前方加减。处方：黄柏12克、苍术9克、胆南星9克、桂枝9克、防己12克、威灵仙9克、龙胆草12克、羌活6克、夏枯草12克、徐长卿15克、豨莶草12克，3剂。

服后如疼痛未有复发，颈旁及头痛亦消失，可服下方巩固治疗。处方：黄柏9克、苍术6克、羌活6克、赤芍6克、威灵仙9克、黄芩9克、龙胆草9克、豨莶草9克、柴胡9克、桔梗9克、炙甘草6克，5剂。并嘱以后若间有复发，可按此方服1~3剂，痛即可止。

按语：本病由于风热痰湿，痹于骨节，出现颈椎疼痛。治疗中以清热祛湿的黄柏、苍术为主药，佐以胆南星、法半夏化浊消痰；羌活、龙胆草一辛一苦，深入关节，透风泄热；桂枝祛风止痛；防己、威灵仙祛湿治痛。至于徐长卿、豨莶草则透关节走肌肤，引邪外达。诸药组合成方，随症加减以治本病，可获良效。

（何国良整理）

本文载于《刘赤选医案医话》

本文原载《新中医》，1973，5：16－18

眩 晕

案例　钱某，男，47岁，干部。

1973年10月15日初诊。患者自诉脑震荡后，常觉眩晕欲呕，胸中翳闷，时有嗳气，心慌，耳鸣，汗出，脱发，血压偏低（80～90/40～60毫米汞柱），脉沉迟无力，舌苔白。此为阳气不振，痰浊中阻之眩晕。治宜健脾补气，除痰降浊。用六君子汤加味。处方：党参15克、白术12克、茯苓15克、炙甘草9克、陈皮8克、法半夏12克、黄芪15克、五味子9克，3剂。

10月22日二诊。药后，眩晕欲呕、自汗等症均明显好转，其余脉症同前。照上方黄芪用至30克，3剂。

10月28日三诊。眩晕、汗出、耳鸣等症继续减轻，胸闷、嗳气已消失，精神胃纳亦好转。脉弦细，舌苔黄。治宜健脾益气。用补中益气汤加减。处方：黄芪24克、柴胡9克、党参15克、炙甘草9克、白术12克、陈皮8克、当归9克、桔梗9克，3剂。患者服药后病告痊愈。

按语：眩晕一症多见于中年之后，伴有胸闷欲呕，心慌汗出，疲倦乏力等。《灵枢·海论篇》曰："脑为髓之海……髓海不足，则脑转耳鸣，胫酸眩冒，目无所见，懈怠安卧。"眩晕之病因多在于虚。元代朱丹溪《丹溪心法》指出："头眩，痰挟气虚并火，治痰为主，挟补气药与降火药。无痰不作眩，痰因火动。"这说明了痰与眩晕之关系。本例眩晕之发生，是由于脾胃气虚，运化失司，聚湿成痰，痰浊阻滞气机，造成清阳不升，脑失所养，而致眩晕。症见眩晕、耳鸣、脉沉迟无力，均为阳气不振，清阳不升所致；而胸闷欲呕、嗳气等为痰湿中阻，浊阴不降之症状依据。先用六君子汤加味以健脾补气，除痰降浊；其中重用黄芪、五味子以固表敛汗。后以补中益气汤加减健脾益气，升其清阳，病乃痊愈。

本文载于《刘赤选医案医话》

厥阴头痛

案例　陈某，女，28 岁，教师。

1962 年 12 月 22 日初诊。病起于 1958 年秋，因工作日以继夜，思索费神，致一连数日未能入睡，当时尚能支持，至工作告毕，便觉头晕眼花，继而巅顶刺痛难忍，旋即呕吐清涎甚多，历三小时之久，方慢慢缓解。约一月，前症复发，其后经常失眠，精神疲惫，平均每月必作头痛一次，症状大致如前。曾就医于广东省人民医院及精神病院，内服西药及电疗未效，渐渐发作更为频繁，至 1962 年初，平均每 2~3 天发作一次，经期前后尤为剧烈，严重影响工作。诊其脉细弱，舌质淡，苔白薄而润。《伤寒论》曰："干呕吐涎沫，头痛者，吴茱萸汤主之。"巅顶痛者，阳气不足，寒从厥阴经脉而上攻也；呕吐涎沫者，胃中虚冷，寒浊上逆也；胃虚之人，谷气不运，无以生化气血，故脉现细弱而舌色淡白也。遵仲景法，主以吴茱萸汤：吴茱萸三钱、生防党三钱、生姜六钱、大枣去核四枚。服 3 剂后，眩晕减轻，睡眠稍佳。

二诊照前方加重分量。处方：吴茱萸五钱、防党五钱、生姜一两、大枣去核六枚。

上方共服 6 剂，经水来潮，头痛亦未复发，余症续减，但其面色无华，眼睑苍白，触之手指冷冻，乃转用当归四逆合吴茱萸汤，以补中降浊、温通血脉。处方：吴茱萸五钱、防党五钱、当归三钱、生姜一两、桂枝三钱、白芍四钱、北细辛三钱、木通三钱、大枣去核八枚、炙甘草二钱。

前后又配服 6 剂，并嘱用当归三钱、生姜适量，煲羊肉常服，以善后调理。

半年后，其爱人患肠痈来诊，欣悉此头痛定，迄未复发，且眠、食俱佳，身体日益健壮。

（熊曼琪整理）
本文载于《刘赤选医案医话》
本文原载《广东医学》，1964，4

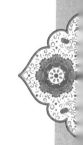

闭 经

案例 梁某，女，30岁，某机械厂工人。

1973年4月3日初诊。患者自诉婚前经候正常，婚后因病服药不慎，遂致长期经候失调。初起月经2~3月或6~7月一次，经量或多或少。从1971年5月29日起，月经停止，初以为有孕，未加治疗，后经妇检证实为闭经。曾先后用人工周期法及服中药除痰湿、活血通经之剂，均未获效。患者闭经后身体渐见肥胖，时有头痛，胸翳心悸。诊见脉细弱，舌胖苔白。此乃精血不足，血虚经闭，拟用滋养精血、调理冲任之法，用柏子仁丸加味。处方：卷柏三钱、泽兰三钱、当归尾三钱、川续断三钱、牛膝三钱、熟地黄七钱、柏子仁五钱。水煎服，3剂。

4月7日二诊。患者服药后，觉少腹微痛，有经来之兆。继用前法去当归尾，处方：柏子仁五钱、卷柏三钱、泽兰三钱、川续断四钱、牛膝四钱、熟地黄八钱。水煎服，3剂。

4月9日三诊。服前方1剂，月经已通，经色初鲜红，后浓浊，经量正常，脉转细缓，舌红苔白。月经已通，但经色鲜红，是挟热之象，遂改用四物汤加味。处方：当归四钱、熟地黄八钱、川芎三钱、白芍五钱、丹皮三钱、黄芩二钱、川续断三钱、炙甘草二钱，3剂。以后经前三日，均服柏子仁丸以巩固，经几月调理，月经恢复正常。

按语：中医理论认为，"女子七岁，肾气盛，齿更发长；二七而天癸至，任脉通，太冲脉盛，月事以时下，故有子"。天癸指精气、血液会合充盈于冲任二脉，则月事应时而来。本例患者月事不以时下，乃因病服药不慎，损伤精气、血液及冲任，遂致经候失调，渐至闭经。故用滋养精血、调理冲任之法，用柏子仁丸加减治疗。查柏子仁丸（《妇人大全良方》）是治血虚经闭之方，方用柏子仁濡养冲任二脉，辅以熟地黄滋阴液、补精血，牛膝、川续断调理冲任，滋补肝肾，更用泽兰、卷柏通调血脉，活血通经，按此方服用，便收到通经之效。

（何国良整理）

本文原载《新中医》，1974，4：23

月经过多、口疮治验

一、月经过多

案例 黄某，女，26 岁，已婚，工人。

患者于 1966 年 3 月初月经来潮，血量较多，色鲜红，伴有腹痛。至 3 月 17 日血来如涌，往某医院西医妇科诊治，诊为"子宫内膜增生症"。行刮宫术，阴道流血暂为减少。3 月 25 日血量又突增，门诊治疗未效，于 3 月 30 日入院。入院后阴道流血仍多，肢体稍动血即涌出，色鲜红，夹杂有少量血块，伴有头晕、目眩、口干、腹痛、腰酸、四肢乏力、精神倦怠等，曾用胶艾汤加减：当归头四钱、白芍四钱、熟地黄一两、侧柏叶三钱、乌梅肉二枚、北芪六钱、艾叶三钱、阿胶三钱（另烊）。每日 2 剂，连服 2 天，无效。第三天邀我会诊，患者症状同前，唯面色苍白，两颧潮红，唇舌稍红，苔薄净，脉细弱略数。予两地汤加减（方见清代傅山《傅青主女科》）。处方：龟板一两半（先煎）、生地黄六钱、地骨皮六钱、白芍四钱、甘草二钱、阿胶珠三钱（蛤粉炒）、益母草六钱、侧柏叶三钱。服药后第二天阴道流血明显减少。再按上方连服 3 剂，第四天出血基本停止。继服 2 剂，痊愈出院。

按语：此症系月经过多，势如血崩。先以胶艾汤治疗无效，后以两地汤加减治愈，其中关键乃是辨证施治不同之故。

患者月经来潮 26 天不止，血量多而鲜红，伴有头晕目眩、腰酸、四肢乏力、精神怠倦、面色苍白、脉细弱，是血虚、精神失养之征象，脉稍数如非气乱，则为阴虚有热，当以色脉合参。两颧潮红，唇及舌质亦红，这个脉数，却是阴虚血热之据，其虚中挟实，确有疑义。而胶艾汤是治血虚而偏于温摄的，故不效，今抓住阴虚血热这个主要矛盾，用龟板、阿胶、生地黄大滋阴血，阿胶炒珠并能止血，尤其是对血崩腹痛有捷效，白芍佐阿胶以止血，地骨皮清阴热，益母草收敛出血伤口、生长肌肉，侧柏叶亦凉血止血，故能收效迅速。

二、口疮

案例 赵某，男，43 岁，已婚，军人。

患者于 1964 年 1 月 22 日初诊。自诉近几天，口舌糜烂，口干咽痛，喝饮不解，心烦，甚则不能入寝，腹部时觉胀满，胃纳欠佳，大小便尚正常，脉细略数，舌质尖红，舌上有几个溃疡，舌苔干黄略粗，诊为胃阴不足、湿热互郁。治宜养胃阴，解郁热，予以甘露饮加减。处方：麦冬三钱、生地黄八钱、枇杷叶三钱、黄芩三钱、枳实三钱、石斛三钱、绵茵陈五钱、淡竹叶三钱、白芍四钱、甘草二钱。连服 3 剂。

二诊。服药后各症皆减轻，唯腹胀未除，食欲稍差，诊其脉细略数，舌尖红烂，舌

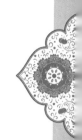

苔干黄。治同前法，照上方再服3剂。

3月23日三诊。自诉服药后病愈已经月余。突于前一天午夜一时许觉口渴难忍，频频饮水，渴仍不解，口唇咽舌均干而作痛，苦楚难名，无法睡眠。细问病情，知其饮水多时，有欲作呕状，胃纳不佳，小便略多，大便软条，脉缓，舌质略红，舌尖红烂，苔白湿润，诊为痰湿郁热，阻滞津液，不能上潮。治宜消除痰火，化气升津，予温胆汤加减。处方：竹茹三钱、枳实三钱、茯苓四钱、橘红八分、胆南星三钱、甘草二钱、栀子四钱、石斛五钱，服3剂。

四诊。服药后，渴饮消失，唯舌尖仍烂、痛，口干作苦，脉浮细，苔薄白兼黄润。治则同三诊。处方：竹茹三钱、枳壳二钱、橘红八分、法半夏三钱、茯苓四钱、胆南星三钱、炙甘草二钱、石菖蒲二钱、炮干姜五分。连服3剂而愈。

按语：患者前后两次发病，均为心烦渴饮、口舌溃烂。前者，脉细数，舌质红，舌苔干黄，是胃阴亏损，胃火上炎。第二次发病，亦有渴饮，但多饮则欲呕，即《金匮要略》所谓"先渴后呕，为水停心下"。小便清利，大便软，脉缓而不数，舌苔白而湿润，是痰湿阻滞，津不上升，故口舌干燥，渴饮难解。前者用养阴清热，后者用除痰化湿，取得同样疗效。其关键在于四诊合参，辨证精细。

方中用炮干姜是经验良药。佛山已故名医任韵儒常用此药治疗小儿口舌糜烂。《本草纲目》谓其有去恶养新之功。干姜炮过，变辛为苦，炭性收敛，可以生肌收口，能治痰湿口烂，若阴虚燥热所引起的口疮，则不宜使用。

（梅岭昌整理）
本文原载《新中医》，1973，4：20－21

痛　经

案例　廖某，女，38岁，军人家属。

1971年7月14日初诊。患者自诉1968年1月小产之后，每次月经提前数天来潮，先觉腰酸、小腹拘急，继而疼痛，甚至彻夜不得安眠，必俟经水排出，痛始缓解；经量少，色瘀黑有块，伴白带少许。曾作妇科检查，诊为"子宫后屈"。1962年曾患气管炎，好转后遗下声音嘶哑一症，至今未愈。来诊时月经将潮，觉少腹胀痛，肢体麻痹，声音嘶哑，舌红，苔白润，脉弦。此血虚瘀滞之痛经。治宜补血调经，祛瘀止痛。用四物汤合失笑散加味。处方：川芎9克、当归15克、熟地30克、赤芍12克、蒲黄9克、五灵脂12克、桔梗12克、茯苓18克、陈皮8克，3剂。

7月23日二诊。前一天晨月经来潮，腰酸和小腹痛稍好转，但经色尚瘀黑，有瘀块及白带少许，上肢麻痹。脉弦细数，舌红，苔白。治宜化瘀生新，舒肝调经。拟以血府逐瘀汤加减。处方：当归9克、赤芍9克、生地24克、甘草6克、枳壳9克、柴胡9克、五灵脂9克、蒲黄6克、丹皮9克、牛膝9克，3剂。并嘱下次经前数天来诊。

8月15日三诊。腰骶处经常胀痛，经来时更甚，并有小腹痛，经后则痛减，白带减少，脉沉缓，苔如常。治则与初诊相同。给予四物汤合失笑散加味6剂，嘱其在月经来前数天开始服用。

8月22日四诊。当日月经来潮，量较多，色转红，无瘀块，尚有少许白带黏液，腰腹胀痛比前减轻，舌淡红，苔白滑带腻，脉弦细而缓。病情虽有好转，但气血仍不调，瘀滞未除净。仍宜养血温经，活血祛瘀。用桂枝茯苓汤加减。处方：桂枝9克、茯苓18克、白芍12克、丹皮9克、当归12克、生地黄18克、炙甘草6克、五灵脂9克，3剂。

9月11日五诊。月经将来潮，小腹胀闷不舒，腰部酸软，脉缓濡弱，舌淡，苔白。治宜养血活血调经，宣窍开音。处方：蒲黄6克、五灵脂9克、川芎9克、赤芍12克、当归9克、番石榴干3克、甘草6克、桔梗12克、石菖蒲9克，10剂。

10月8日六诊。服上方药后，声嘶、痛经均好转。此时侧重解郁除痰、宣窍开音。用二陈汤合桔梗清音散加减。处方：板蓝根12克、诃子3克、桔梗12克、炙甘草6克、橘红3克、茯苓15克、法半夏12克、栝蒌仁9克、番石榴干3克，8剂。

11月14日七诊。当日早月经来潮，小腹有微痛，腰酸，近日胸中有少许翳闷，声音清扬，胃纳及精神好，脉弦细而缓。痛经与声嘶基本好转，唯月经未调，尚有痰滞。拟健脾除痰，活血解郁。处方：法半夏12克、陈皮2克、茯苓15克、炙甘草6克、当归9克、赤芍3克、丹参12克、香附12克、五灵脂9克，6剂。诊疗至此暂告一段落，嘱其以后每次月经来前数日，服此方数剂以调理之。

1972年3月3日八诊。自诉月经周期已准，约相距27天左右1次，小腹痛已微，经色淡红，无瘀块，白带很少，腰不酸软，胸翳消失，声音清亮，脉细弱。仍宜温补气血、理气调经。处方：法半夏12克、陈皮3克、茯苓15克、炙甘草6克、香附12克、白芍 6 克、白术 12 克、当归 12 克，2 剂。并嘱继服八珍汤去熟地加陈皮、车前子 3 剂以善后。停药后月经调匀，日渐恢复健康。

按语：本例为中年妇女因小产之后引起痛经。痛经之辨证，正如《景岳全书·妇人规》所指出的："经行腹痛证，有虚实。实者或因寒凝，或因血滞，或因气滞，或因热滞；虚者，有因血虚，有因气虚。然实痛者，多痛于未行之前，经通而痛自减；虚痛者，于既行之后，血去而痛未止，或血去而痛益甚。但实中有虚，虚中亦有实，此当于形气禀质兼而辨之……"本病起于小产之后，冲任受损，气血两亏，运行无力，可导致痛经。但又见症为月经未来而腹先痛，经来时小腹痛，且经量少，欠通畅，有瘀块，伴腰酸、胸翳、声嘶等，属痰血瘀滞，故本病为虚中有实，气血虚弱，痰血瘀滞而致。治疗上先养血调经、祛瘀止痛，如用四物汤合失笑散加味、血府逐瘀汤加减等，以解除患者痛经之苦。

三诊以后痛经已逐渐好转，则给以温养气血、活血调经，如用桂枝茯苓丸、八珍汤加减等，经数次诊治不但解除了三年痛经之苦，而且月经已顺调，身体康复。可见治疗疾病之根本，在于辨证要正确，用药要恰当。

对于气管炎后遗留下来之声音嘶哑一症，虽无多大痛苦，但十年之痼疾，也给患者带来了生活上之不便。此例之声嘶属痰湿凝滞所致。故痛经之病情好转后，在两次月经周期之间，穿插给以解郁除痰、开窍清音之药，如用二陈汤合桔梗清音散加减，数剂之后，十年之痼疾亦解除。值得指出，番石榴干对于痰湿引起之声嘶，单味运用，每次 3 克，煎水服，也能开声，屡试屡效。

本文载于《刘赤选医案医话》

漏　下

案例　黄某，女，33 岁，干部。

于 1963 年 12 月 25 日由人扶来初诊。患者一年前行刮宫术后，月经常先期而至，10～20 天来潮一次，经色淡红，或挟有瘀块，但血量极多，动则尤甚，常需急诊止血。行经前后觉腰酸，小腹胀坠疼痛。现适逢月经来潮，量甚多，觉头晕不支，要求给药止血。面色、指甲苍白，唇、舌俱淡，脉细弱。此为漏下，因气虚不能固摄所致。当以补气止血为急务，以防转为血崩。处方：黄芪 90 克、炮干姜 15 克、当归 9 克、乌梅肉 2 枚、祁艾 12 克，1 剂。

服药后经血渐止，继进《金匮要略》之胶艾汤。处方：川芎 9 克、当归 9 克、熟地黄 18 克、赤芍药 12 克、阿胶 6 克（熔服）、祁艾 9 克、炙甘草 6 克，3 剂。

药后，上述症状继续好转，再用《金匮要略》之温经汤补虚调经。处方：吴茱萸 15 克、川芎 9 克、当归 9 克、阿胶 9 克、党参 9 克、桂枝 9 克、麦冬 9 克、炙甘草 6 克、生姜 9 克、丹皮 9 克，10 剂。

此后月经依期（30 天左右）而至，经色、量均正常。

按语：《金匮要略·妇人妊娠病脉证并治第二十》有"师曰：妇人有漏下者，有半产后，因续下血都不绝者……胶艾汤主之"之说。这说明妇女下血多是因流产后月经漏下不断所致。本病例就是因刮宫之后，失于调理，损伤冲任，致月经不调，先期且量多，进一步又耗伤了气血。由于气虚统摄无权，致经来漏下不止，伴面色苍白，唇、舌俱淡，脉细弱，头晕难支，一派气虚之象。前人谓："有形之血不能自生，生于无形之气。"故治宜大力培补元气，以补气摄血。拟用当归补血汤加味，虽名补血，实补气为主。方中之黄芪加重用量，十倍于当归，取其补气生血之义；加乌梅、炮姜温涩止血；祁艾有暖子脏、散寒止痛之作用。诸药组合成方，对于气虚不摄之漏下有显著效果。后继以胶艾汤、温经汤补虚养血调经以固其根本，使其月经恢复正常。

本文载于《刘赤选医案医话》

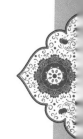

胎前产后久热不退两则

一、暑湿

案例一 凌某，女，27 岁，小学教师。

1971 年 8 月间来诊。自诉妊娠将届产期，低热不退，初不以为意，照常工作及饮食。产后继续发热，持续已 50 余天，时高时低，最高达 39 ℃，午后潮热、睡后渐退，伴有恶风、无汗、形疲倦怠、周身酸痛，饮食减少，大小便如常，脉细数，舌质暗红，苔灰白而薄，经多次治疗未效。中医辨证：此属暑（热）湿内伏肠胃。治宜疏风清热、消滞渗湿、健运脾气，以透解伏热。处方：土茵陈七钱、白薇四钱、神曲三钱、草果皮一钱半、南豆衣五钱、荆芥穗一钱半、薄荷八分（后下）、茯苓八钱、黄芩二钱，水煎温服。连服 3 剂，周身微汗，发热渐退，恶风亦罢，3 天后各症俱解，精神转好。继用前方，连服 6 剂，以巩固疗效。

按语：本例胎前产后持续 50 余天低热不退，伴有恶风、无汗、形疲倦怠、肢体酸痛、饮食减少、舌苔灰白而薄等肠胃湿热症状，显属暑（热）湿内伏肠胃之证。此乃起居失宜，感受风湿热邪而发。又因产后脾虚，健运失职，湿热难于透解，遂致缠绵难愈。叶天士说："或透风于热外，或渗湿于热下，不与热相搏，势必孤矣。"这是治伏热挟风、挟湿久而不解之定法。本着这一要旨，采用疏风清热、消滞渗湿、健运脾气之法，以透出伏热。处方重用土茵陈而不用绵茵陈者，取其芳香微苦，透热中之湿，又能清湿中之热。佐黄芩少许，直清里热。但恐其苦寒伤中气，故重用茯苓健脾渗湿，甘淡化苦，和其胃气，使黄芩、土茵陈二味不致过伤中气，而犯热病轻、凉药重之弊。神曲消食化滞、疏风解表，使外感之邪，从汗而解，内积之滞，从里而消。草果皮少许，轻轻透湿，以免耗劫津液，自无风湿、食滞阻压伏热。白薇透热出表。荆芥穗、薄荷散肌表之风。南豆衣清透湿邪，化表里之湿热。上药组合成方，则能"透风于热外，渗湿于热下"，故能药到病除。

二、子烦

案例二 郑某，女，26 岁，某纸厂保健站职员。

1973 年 3 月 9 日来诊。患者主诉妊娠 3 个多月，未孕前开始低热，持续 37.8 ℃左右。怀孕后热度较高，经久不退，上午降低，下午升高，有时高达 39 ℃，并见心烦不安、手心发热、头痛、耳鸣、口淡无味、小便短黄。曾以淡渗透热等法治疗未效，其脉浮弦细数，舌红苔白。此乃久热伤阴，阴血亏损，加以妊娠后，血聚养胎，阴血更显不足，以致心火偏亢，神明不安，遂致心烦躁闷，证属子烦。治宜养胃阴、清心热。处方：小环钗七钱、甘草二钱、白薇三钱、麦冬四钱、太子参五钱。水煎服，每日 1 剂。

连服 3 剂后症状减轻，再守前方继用 3 剂，热退，心宁，诸症俱愈。追踪 1 月余，未见发热。

按语：此病者未孕前虽有发热，但妊娠后持续发热 3 个多月不退，加以心烦不安，手心发热，舌红苔白，脉浮弦细数。有孕之后，烦热加重，故诊断为子烦，亦名"妊娠心烦"。《沈氏女科辑要》说："子烦病因，曰痰，曰火，曰阴亏。"审其病因，此乃久热伤阴，阴虚内热，心火偏盛所致，故重用小环钗养阴（津液）清热，佐以白薇透热外出。麦冬甘寒清润，"去心热止烦热"。太子参、甘草益气生津除烦。用小环钗而不用石斛者，因小环钗清平甘淡，滋而不滞，养津退热，善解阴虚烦热，重用效果更捷，这均为石斛所不及。从此例可见中医治病，重在辨证论治。

（何国良整理）

本文原载《新中医》，1973，2：52

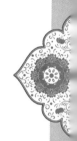

刘赤选治疗温病经验举隅

广州市海珠区新滘人民医院　区泽林

刘赤选乃广东省已故著名中医师，早年在广州悬壶济世，拯救很多危病痼疾。从事医教 60 多年。历任广东省中医药专科学校、广州光汉中医专科学校、广州汉兴国医学校等校教席。1956 年广州中医学院成立后，在该学院担任教务处处长兼伤寒论、温病学教研室主任。刘师治学严谨，施教多方，造就大批中医人才，深受同仁敬重，饮誉医林。

刘师精通伤寒论，擅用六经辨证论治，而对温病学之卫气营血辨证尤多发挥，对温病重笃之证处理，善于保存气与液，全面兼顾之治法，更有独到之处。

吾于汉兴中医学校就读时，幸被安排在附属医院实习，跟随刘老学习，使我对治温病学识，也略有心得。现将其验案数则，整理如下，以供参考。

案例一　温热夹痰险证

卫某，男，32 岁。发热五天，体温 39.5 ℃，面色青，神昏，痉厥，谵语，耳聋，喘嗽，不得眠，舌绛，脉弦滑。此为阴虚血热，温邪逆传心包，灼津成痰，痰火互结而发生之证。治宜清心泻火，凉肝息风，豁痰定喘。处方：生石膏（先煎）30 克，鳖甲（先煎）20 克，白石英（先煎）、玄参各 15 克，沙参、知母、天花粉各 12 克，金铃子、旋覆花各 10 克，川贝母 8 克，女贞子 6 克，犀角尖（磨水冲服）、羚羊角（磨水冲服）各 2 克，竹沥汁（冲服）60 毫升，1 剂。复诊：身热降至 38 ℃，神昏、谵语、痉厥减少。按上方去羚羊角、沙参，续进 3 剂。后再服本方 5 剂，遂愈。

刘老认为：本案乃阴精素亏，热入心包，痰火内闭之险症。《黄帝内经》云："藏于精者，春不病温。"是以精亏之体，一感温邪，其热必炽，热盛伤阴，血虚风动，心神受扰，故致面青、神昏、谵语、痉厥、耳聋等症。热炽则液涸血燥，肺络被灼便凝痰，而为喘咳不得眠之候。血及液俱损，神与气皆伤，其病所以危重也。从脉象弦中带滑，舌绛未焦，阴份虽虞，生机未绝也。方用石膏、知母、羚羊角、犀角清热息风，玄参、沙参、天花粉救其阴液。更佐女贞子、白石英、鳖甲固肾镇逆，金铃子、旋覆花、川贝母、竹沥通络以蠲饮。药味虽多，而方非杂，症候虽繁，而方能兼顾。如此才可起沉疴大患。

案例二　温热兼疫

方某，男，38 岁。患病多天，初发寒战，继而壮热，后则但热不寒，日晡益甚，体温 39.2 ℃，神志模糊，头痛身疼，肢体倦怠，渴而少饮，食欲全无，便秘。胸腹部有白㾦，其色晶莹，病势险峻。舌紫红，苔垢白如积粉，脉不浮不沉，而为濡数。此系温热秽浊之邪毒，遏于膜原而成之湿热疫证。治以透达郁遏之邪，疏利湿热疫毒。处方：槟榔、白芍各 10 克，知母、黄芩、佩兰各 8 克，草果 6 克，川厚朴 5 克，甘草

3 克，2 剂。

复诊：壮热稍减，体温降至 38 ℃，神志得清，腹中雷鸣，矢气频转。虽有转机，邪犹未已，仍宗达原饮化裁而治。后以和养轻清之品，调理二周而瘥。

刘老认为：按始恶寒，继发热，为湿温必有之症，然恶寒而至于战，发热又壮甚，则病势猛烈，兼罹疫毒，可断言矣。苔如积粉，秽浊既重，闭结亦深，有牢不可摧之势。湿温疫毒，陷于此境，既不可汗，亦不能下，应以透表清里为法。方用槟榔、草果、川厚朴辛苦降泄，透半表之湿；知母、黄芩、佩兰苦寒坚阴，清里之热。然诸味皆猛烈之药，恐伤正气，乃以白芍、甘草和而柔之，使无偏废之弊，则竣剂得以缓其性，病去而元气可复也。

案例三　温热夹水

江某，女，50 岁。温病热退后，全身乏力，精神萎顿，食欲不振，口干不思饮，肢体浮肿，二便俱少，短而不爽，舌苔薄白，脉弦数。此为心肾阴虚，精血不足，肌肤失养而成。治宜甘润补虚，益血扶脾。处方：赤小豆 20 克，川木瓜、淮山药各 15 克，干地黄、白芍各 12 克，阿胶（去滓烊化）、火麻仁各 10 克，大腹皮、麦冬各 8 克，炙甘草 6 克，3 剂。复诊：精神略振，二便稍增，肿亦渐消。按上方加减，治疗 1 周，诸症悉除。

刘老认为：此热后水肿，非湿邪为患。乃邪去正虚之疾。缘以热退后，心肾耗伤，精血不足，诸脏失其奉养，百骸由之不荣，形成尪羸之体，脾虚水泛之灾。此类水肿，全属血虚所致。其用药也，温补易使复邪，渗利尤恐伤正。故以甘润之品，祛余邪，滋阴液，以裕生血之源，令血气和，脾土健，则水自消，可谓施治本病之良法也。

案例四　伏热坏病

李某，女，42 岁。伏热杂治，旬日热仍不退，体温 38.7 ℃，神疲，面白，肌瘦，唇红，时有妄语，心悸不眠，口渴引饮，多汗出，舌红、苔微黄，脉细数。此乃心经伏热，神虚精夺。治以清心益阴，补虚除烦。处方：鲜大豆黄卷 30 克，浮小麦 25 克，紫石英（先煎）20 克，鲜竹叶卷心、石斛各 15 克，丹参 12 克，西洋参（另炖和药）10 克，黄连、莲子心各 6 克，甘草 4 克，红枣（去核）4 枚，2 剂。复诊：热退至 37.8 ℃，妄语已除，按上方去黄连，加素馨花 5 克，再进 4 剂，其热退至常温，后以养阴清热，调理善后。

刘老认为：本例系心经伏热，治不如法，致久热不解，神虚精夺之坏病。盖阴精内损，神虚不健，又为热邪困扰，则必烦躁不安，故症见夜难寐，语妄出也。其热陷于内，则唇红、口渴、蒸汗频出。神气衰微，则消瘦、面白。舌红苔黄，脉象细数，更是液竭热甚之特征。病势至此，补则固邪，攻则伤正。故非悍悍清利之药，急于去其病者，可收速愈之功也。唯仿甘麦大枣汤法，加味而治之，方中西洋参、石斛益气补虚，大豆黄卷养阴生津，紫石英、浮小麦、红枣养心宁神，竹叶卷心、莲子心泻心火，黄连、丹参、素馨花以解伏热，甘草和中。方缓而力专，当能收卓效之益，乃是治坏病之善法也。

案例五 色复

王某，男，29 岁。罹温病瘥后 3 天，即强行房事，遂使翌日病变，当午发热，体温 37.8 ℃，头痛，颧红，腰刺，肢体困倦，动则喘促，口苦咽干，不思饮食，夜烦梦扰，小溲短黄，大便燥结。曾在某医院诊治 4 日，病未好转。莅诊症见：颜容憔悴，他症如上，舌红、苔微，脉细数。此为温病初愈，元气未复，余热未尽，阴虚阳亢之候。治宜益气清热，育阴潜阳，佐以调理肝肾为法。处方：龟板胶（烊化去滓）15 克，干地黄、白芍、石斛各 12 克，银柴胡、知母、西洋参（另炖和药）各 10 克，麦冬 9 克，黄柏 6 克，2 剂。复诊：药后热退身凉，精神稍振，寝食渐佳，唯粪便仍燥结难解，舌脉如常，然余邪未除，药勿轻投，若再用前法，恐其过于苦寒劫津也，遂仿复脉汤之意。处方：火麻仁、柏子仁各 15 克，干地黄、白芍各 12 克，西洋参（另炖和药）、石斛、龟板胶（烊化去滓）各 10 克，麦冬、炙甘草各 7 克，3 剂。自后嘱以清补益气之品，调理 1 周而安。

刘老认为：本案乃温病初愈，强行房事而致病复者，名曰"色复"，《伤寒论》中曾有"阴阳易差后劳复病"之条诫。此病由于不知自爱而成，如治之不当，则迁延难愈，甚或导致不良后果。盖以温病新瘥，元气未复，余热未尽，阴阳不平，肝肾亏虚已甚。此时强行房事，阴精元气之损，肝肾精血之亏，可想而知矣。其证虚实并见，用药较难，补则碍邪，攻则伤正，故以清补为法，是亦辨证论治之要诀也。

案例六 热后坏病

伍某，男，42 岁。热病瘥后，肢体疲惫，神志恍惚，口干咽燥，食不甘味，五心烦热，语声低沉，夜不成眠，舌淡红，脉虚软。此乃热病瘥后，调理不当，导致阴虚阳亢之坏症。治以滋阴潜阳、益气生津为法。处方：龙骨（先煎）、牡蛎（先煎）各 30 克，淮山药、干地黄各 20 克，太子参、白芍各 15 克，阿胶（烊化去滓）12 克，石斛 10 克，麦冬 8 克，炙甘草 6 克，2 剂。复诊：诸症大减，睡眠可安，证虽稳定，未入坦途，仍依上法加减化裁，续剂而康。

刘老认为：温热病后精血被伤，阴津耗损，故肢体疲惫，神志恍惚，余邪未净，尤易阴虚阳亢，阳亢不入于阴，阴虚不受阳纳，乃致夜不成眠。脾和而后知五味，故脾气内虚，则饮食不甘。方中太子参、白芍、干地黄、阿胶、麦冬、石斛养阴生津、益其气血，龙骨、牡蛎潜阳安神，淮山药、炙甘草健脾益胃。证药相合，其病必愈。

本文原载《新中医》，1990，6：5－7

第二篇

刘赤选教授学术思想

刘　赤　选

广州中医学院　熊曼琪

　　刘老自幼习医，1920 年开始执业行医，并潜心于中医教育事业。1930 年起先后在广东省中医专门学校、华南国医学院、广州汉兴中医学校任教。20 世纪 50 年代初期任教于广东省中医进修学校。1956 年广州中医学院建校后，曾任伤寒论、温病学教研室主任，教务处处长，广州中医学院顾问等职，1978 年晋为教授并被授予广东省名老中医称号。刘治学严谨、不尚浮夸、博采众长、勤于实践、敦品务实、不染薄俗，诊疾不分贵贱，向以救人为怀，医德有口皆碑，深受人们爱戴。在国内及东南亚地区的中医界享有盛誉。曾任第三届全国人大代表、第五届全国政协委员。

　　刘从事中医临床及教学工作 60 多年，精通医理，学识渊博，以擅长温病而著称，对伤寒造诣亦甚深。早在 1930 年就集各温病学家之所长，结合自己的临床经验，编著了《温病学讲义》。20 世纪 60 年代初又著有《温病学知要》《教学临症实用伤寒论》，为温病学、伤寒论的教学与临床做出了贡献。刘临床经验丰富，立法遣方有道，加减用药精专。精通《灵枢》《素问》与《伤寒论》理法，对金元明清诸家学说亦能兼收并蓄，运用自如。

　　刘曾提出"研究温病者，必先钻通伤寒"，反对经方、时方两派的门户之见。无论在教学过程或著作中，阐述伤寒原著，总从临证实用出发，认为仲景辨证条分缕析，组方用药严谨精当，疗效卓著，奉之为圭臬。对于温病，一向推崇卫气营血为辨证纲领，强调区分温热与湿热、新感与伏邪，分辨痰水、食滞、气郁、血瘀四类兼夹，诊断上首重辨舌，对"验舌决生死"经验独到。刘常常教导后学"精研《伤寒论》经典著作之余，不能囿于仲景成法而故步自封，忽视后来之发展；而读通温病学说之后，亦不能忘记源出于伤寒，妄自抹杀古人成法"。这些观点与精辟论述，对伤寒论与温病学的理论与临床影响深远。

　　刘主张"治重症大症，要用仲景经方，治温热时病，叶派时方，轻灵可取"。他临证善用经方治疗内科杂病。如用吴茱萸汤治疗胃虚寒饮之噎膈；桂枝人参汤治疗虚寒胃痛；猪苓汤治疗阴虚水肿；当归四逆汤治疗风湿寒痹；苓甘五味姜辛汤治肺寒哮喘等。刘运用经方，反对机械对号入座，用药最忌庞杂，崇仲景药少力专之旨，形成用药味少而量大的风格。在抢救危重病症时，尤显胆识过人，如用白虎汤为主治疗暑瘵（钩端螺旋体病，肺出血型）；用白木通加猪胆汁汤治疗阴枯阳竭之昏迷（肝昏迷）；用大承气汤治疗阳明腑实之热厥（病毒性脑炎）等，每起沉疴。在治疗外感时病，多用时方，如常以新加香薷饮合清络饮治疗暑湿初起发热、头身痛；用桑杏汤治疗秋燥咳嗽；用王氏连朴饮治疗暑湿吐泻；用三仁汤治疗湿温泄泻等，每以时方法活灵巧取胜。刘对后世各家医籍，常精研不倦，临证所用之方，亦旁及各家。如用《冷庐医话》醉乡玉屑散加减治痢疾；《太平惠民和剂局方》失笑散加味治疗关格；《素问病机气宜保命集》黑地黄丸治疗便血；《傅青主女科》二地汤治疗月经过多等。根据临床千变万化的症情，自拟的方亦不少。其选方精良，加减灵活，思路广阔，既能秉承前贤之精华，又能发挥古人之未备。（收稿日期 1989 年 3 月 6 日）

本文原载《中国医药学报》，1989，4（4）：70

医务人员革命化的正确道路

——参加下乡巡回医疗队的体会

第三届全国人大代表　广州中医学院教务处处长　刘赤选

我是在城市长大，在城市行医大半辈子的老中医，今年69岁了。过去，接近工农群众的机会是很少的。今年以来，全国各地医务人员热烈响应党中央、毛主席提出的面向工农兵、大力支援农业、组织医疗队下农村的号召的时候，我亦获得组织上的信任，让我带领广州中医学院第一批下乡巡回医疗队，到广东韶关专区，为曲江县贫、下中农服务。我很愉快地接受了这个任务。我觉得正需要利用这个机会，在巡回医疗实践中锻炼自己、改造自己。

我们医疗队在今年2月底出发了（我因事于4月便提前返学院）。这次下乡的时间虽然不长，但在实际工作中，使我受到了不少教育，在贫、下中农的身上学习到不少东西。不论在思想认识上或业务水平上，都得到了提高。尤其进一步提高了阶级觉悟，建立了工农感情，增长了业务知识，改进了工作方法。像我这样年纪的人，过去都或多或少存在着"医不扣门"的坏习气，认为只有患者找医生，哪有医生上门找患者的？同时，以前私人开业时，出诊都是以每里路计算诊金的。而现在，我们无条件深入到偏僻的农村去，到贫农家里看病，不分上、下班时间，更没有星期天，有时为了研究工作和处理病患，常搞到深夜，不仅毫无怨言，还越干越起劲。我意识到：这些转变，是由一个阶级感情，转变到另一个阶级感情的结果。又如我们医疗队有位年轻的医生，最初是怕农村脏，脚踏在泥地上也很不舒服，在农民家里吃第一餐饭时只吃了半碗，而且吃得非常勉强。经过一段时间后，他不仅适应了泥地生活，饭量大增，一次，还背一个拉了满裤裆屎的重病的贫农到自己住所治疗，并且利用自己的卧床给这个患者躺上进行检查和针灸。这些转变，也是由一个阶级感情，转变到另一个阶级感情的结果，是一个有无建立无产阶级感情的问题。毛主席教导我们说："最干净的还是工人农民，尽管他们手是黑的，脚上有牛屎，还是比资产阶级和小资产阶级知识分子都干净。"（《毛泽东选集》第三卷，873页）事实正是这样，工人、农民经常从事集体劳动，就难免沾上一些灰尘泥土和汗渍，但这总比饱食终日、无所用心的游手好闲的人干净得多。

农村是个广阔的天地，也是知识分子锻炼与改造的熔炉。随队巡回的广州中医学院毕业班两位同学说："通过这段时间的巡回医疗，我们做的工作虽少，治疗成绩亦属寻常，但我们觉得有一个珍贵的收获，就是农民普遍热爱和信仰中医。但目前农村尚缺乏中医，从而给我们上了一堂活生生的巩固专业思想和毕业后服从分配的政治课，使我们的专业思想更加巩固，更加热爱农村，并且要决心继续好好学习，学好本领，服从祖国需要，毕业之后，坚决服从分配，到祖国最需要的地方去，到农村去！"由此可见，下乡巡回医疗，是我们医务工作者革命化的正确道路。

通过这次短期的下乡巡回医疗，我还深深体会到：

（1）医务人员必须深入农村，放下大医生的架子，为贫、下中农服务。从中医角度来说，农村是很需要中医的。一位贫农对我们说："我们这里很信仰中医，农村是急需中医的。"

（2）巡回医疗队一定要坚持"三同"（我这次下乡还做得不够好），只有与贫、下中农生活在一起，才能真正体会到他们的疾苦，才能真正得到锻炼。同时还要有不怕脏、不怕累、不叫苦的决心，处处为贫、下中农着想。就算开个处方，也该从简便、价廉而又有效验入手，如果仍像城市那样的派头——动辄参芪，或以君、臣、佐、使组方的大剂是行不通的（当然，城市大剂派头也是要改的）。

（3）要有明确的阶级观点和强烈的无产阶级感情，只有消除做客思想，处处关心贫、下中农，才能更好地与贫、下中农打成一片。如我们队的犁市黄竹医疗组的同志们，为抢救木薯中毒已三天的贫农社员，在一个绵绵寒雨的深夜，走了二十里的山路才到矮寨村，运用针灸等疗法，不辞辛劳，直至把患者抢救过来。这种一切为了患者的作风是好的，给农民留下了深刻的印象。生产队有一位小队长对我们的同志说："你们下来，不仅为我们节约了不少医疗费，更重要的是挽救了不少生命。"

（4）与当地医务人员交流治疗经验，也是值得提倡的做法。我亲自到过马坝、龙归等几个公社访问过当地的老中医，并征询听取他们对中医工作的意见，同时，我们又曾在由韶关专区卫生局召集举行的各县医务人员座谈会、经验交流会上，认真吸取了他们运用民间草药治病的经验，根据他们的要求，结合当地常见病，做了三个专题报告。这样的举措很受当地医务人员的欢迎，他们说："高级医务人员下乡很好，能解决他们长期没有解决的问题。"

（5）下乡巡回医疗队，都是巡回性质的，流动性较大，所以为使卫生工作能不断巩固与坚持下去，培养不脱产的卫生员，也是很有必要的。如农民对我们队的针灸疗法颇感兴趣，说"打干针"，既方便，又省钱。于是我们开办了一个针灸学习班，通过训练培养，帮助他们掌握常见疾病的简易针灸疗法。培养对象可由公社、大队选派贫、下中农子女参加。

（6）积极向贫、下中农宣传卫生知识，如常见病的预防、计划生育常识、田间防暑知识以及积肥的卫生处理等，使他们养成良好的卫生习惯。在旧社会，贫、下中农衣不蔽体、食不果腹，那时，哪里有条件讲卫生。中华人民共和国成立后，人民当家作主，我们有责任向贫、下中农普及卫生知识。

上面简单地谈了一些粗浅的体会，有些还是未成熟的刍议。这些体会，是我下乡参加巡回医疗的一点收获，也是我今后的努力方向。

本文原载《广东医学（祖国医学版）》1965，4：1－2

叶天士式的中医教育家

——刘赤选教授

广州中医学院　内经教研室退休教师　许大辉

叶天士位列全国名医，既通伤寒，又精温病学术；既善于治病，又心传口授培育人才。我院刘赤选教授，正沿叶氏所走的路度过他的一生。怀念他老人家在南国医坛的佳话，拟从生前他掌握伤寒温病教学，培育中医人才谈起。下面就我所知，把刘老的学术成就，如实反映。

一、继承叶说，集南方医家温病大成

刘老一生亦教亦医，对温病学术做了大量整理工作，在理论上总结了叶氏治温病的特长。他认为，叶氏突出的学术成就和特点有以下几方面。

（1）创"卫气营血"辨证，尤其热入心包一套理论，前所未有，且确能指导救急。

（2）精于望诊。如对察目、辨舌、斑疹、白㾦等判断有预见。如用过"辛凉散风""甘淡祛湿"，病仍不解，当考虑病入营分；斑出而热不解，是胃阴亡，甚至需提防肾液竭等。

（3）立法讲究策略。如"疏风于热外""渗湿于热下"，使兼夹之邪不与热相搏，才能收专力清热之效。治大热证善攻，疗湿温病善守，湿热黏缠不解，非分化难期速愈。徐灵胎赞叶氏治湿温，用"开肺气，醒肠胃，和膀胱"是为特长，后人用轻剂取捷效，多从叶氏启发。

（4）用药重性味。如辛凉疏风热、辛寒清气、苦寒清里、芳香逐秽等立法，悉遵《黄帝内经》治则大旨而发挥。又注意按时令特点用药，如解表方，春天多配以薄荷，夏用香薷，秋用青蒿，冬用麻黄，确是简而有效。所制甘露消毒丹、神犀丹，诚为治湿温妙方。

（5）热病后立清养胃阴治法，消除内脏炎症。如甘凉生津的益胃汤，及降胃阴诸方药，足与东垣的甘温养气、大升脾阳之法相辉映。

（6）叶氏温病学术精华，体现于幼科。因小儿阳气正当旺盛，所患热病最多，尤其呼吸系统与消化系统方面的传染病，叶案中不少这类内容。反叶最力的徐灵胎，其佩服叶氏的心里话，就是在读完《幼科要略》而说的。我们要讲好温病课，还须把这书读熟。

刘老在临床上，除了把叶氏的《临证指南医案》进行整理，洞彻《温病条辨》各条文的来历之外，对王孟英的医书造诣甚深。梁翰芬老师本来也是做孟英学术的，他在写好《辨舌疏证》及《翰芬医案》时，还叫我再与刘老核对有关资料。黎少庇老师与我在整理《庇留医案》并交审稿之前，也买《孟英医案》参阅，这都是受刘老推崇孟英的影响。众所周知，刘老在温病辨证纲领上，倡"卫、气、营、血"而批"三焦"；

指导读书，说《温热经纬》《潜斋医书五种》精辟，对《温病条辨》颇多非议；赞孟英"伏气"及暑病等见解，驳鞠通治风温首立桂枝汤，及其将暑、湿相混的谬误。尤其对王氏治里热，用蒌（花粉）、芩、栀、苇，展气化以轻清；豁痰热，用茹、贝、旋、蒌（全蒌）以滑降，极为赏识，把《随园食谱》进行了总结，并注重验、便、廉而又易为群众掌握的雪羹治痰火，青龙白虎汤预防喉病，天生白虎汤解烦暑，天生甘露饮润肺燥，天生复脉汤滋气液等，于20世纪60年代写了一份专题，介绍孟英学术（油印稿），此宜检收为刘老的讲学汇编。

最能说明刘老温病学术成就的，我看是他的手稿，洋洋十二万言的《温病学讲义》，完成了温病学家、广东中医药专科学校首任校长陈任枚所未完的任务。此书较当时各医校讲义的质量均高，在于系统地阐述"卫、气、营、血"辨证论治，又能结合临床实用。我们从历史发展角度去看，如果说，在清代中叶，出版了温病第一本较系统理论的专书《温病条辨》，那么，19世纪30年代，刘老编著的华南国医学院《温病学讲义》，可说是我国第二本系统的温病论著，而且真正阐明了叶氏"卫、气、营、血"辨证，是独具南方特色的书籍（我这评价，是经过长期观察，与各地接触，又翻阅过类似这方面版本，比较之下，才敢说的）。1963年刘老在总结教学经验后，再通过综合整理，把此书定名为《温病知要》，上述基本内容论点不变，但更突出叶、薛、吴、王四大名家的精华，以及刘河间、吴又可、喻嘉言、陈平伯、雷少逸、余师愚、俞根初的著作理论和吴锡璜《中西温热串解》、何廉臣《儿科诊断学》等特长，对广东各地防治流行病的经验，也吸收了一部分。这实际是一部整理温病医著的杰作，在今天仍可出版为温病学科参考丛书。

二、理论联系实际的伤寒学术

刘老推崇仲景继承《素问·热论篇》等精义，总结汉以前方药治疗经验，创立一套治疗外感发热病的辨证论治法则，著《伤寒杂病论》。刘常引述华佗、严器之、陈修园等对《伤寒论》的评价，并提出自己的抱负："病变虽曰无穷，而理法有一定规律，证有出入，则药有加减，病有传变，则方有化裁，初学《伤寒论》必先明'六经'，与'八纲''八法'在论中的运用。但历代医家对此尚多含混，如成无己虽按宋本条次作注，却受《黄帝内经》影响深，只从经络立论去解释；程郊倩、柯韵伯、尤在泾等人，则含混其说，且柯氏一世聪明，却走了'以方统证'的错路，无形中把《伤寒论》变成方剂临床汇编；张隐庵、陈修园本属成无己派人物，对'六经'认识比成有进步，能揭出每一经病症包涵'经'与'气'两方面内容，但他们用《黄帝内经》运气学说解释，求深反晦，脱离实际；近代学者陆渊雷、余无言，实在不懂'六经'，所以觉得其空无一物，谓仲景不过假借《黄帝内经》的'六经'名词，作为归纳外感热病六大类型的综合症候群而已，引起一些人干脆说是病历进程的六个阶段。""清末民初，广州伤寒四大名家——陈伯坛、黎庇留、易巨荪、谭星缘，虽欲正前人之非，却又想独树一帜，立论偏激，如陈伯坛是清末举人，也有聪明，但以大剂标榜，所编《读过伤寒论》，说得头头是道，但晚年用药有所改变。易、谭二人，附和庇公立论多，但早死；

庇公的《伤寒论崇正编》，实质参陈修园意见发挥，但辨证上颇能从实际考虑，力辟叔和'凭脉定方'之非，破注家随文阐释，来一个划'衍文'创举，但自学成名，骄傲自负，惯骂人，仍未能把'六经'原理点明，教人运用，且亦有用大剂量标奇立异之弊。"这是刘老下决心整理伤寒学科的理论依据。刘老于1958年将他过去的伤寒教学讲稿进行整理，先为广州市第一届中医业余大学草拟一份《伤寒论讲课提纲》，内容分7篇，首概论，接着为"六经辨证"撮要，仿陈修园《伤寒医诀串解》手法写成，以各经诊治大法为纲，联系有关经文的实质，串成主、次、常、变为目，特别对机窍问题点睛，全文2万余字，高度概括论中医立法精神，是一部实用《伤寒论》的缩影，足为今天研究生及伤寒教师整理医著的线索。此后又历3年多时间，把医专旧稿修编，写成17万言的《教学临症实用伤寒论》，署名顺德刘赤选编著，于1962年在我院内部出版。此书大旨如上所述，而主要内容则融汇了成无己、陈修园、柯韵伯、唐容川及近人的长处而弃其所短。为了申明仲师立法精神，采取以病统症，以症拟法，按法处方，每一条文都揭出"中心要义""辨证关键""理法综释"，并参黎庇留所论，抽出80多条缺漏不全，或费解、不切实用的条文，放于编后申明，存疑待考，这种慎重态度，说明刘老实事求是，理论联系实际，尊经结合革新的学术。此书与《温病知要》，合共30万言，是他老人家晚年经验结晶。广东伤寒、温病名家不少，像刘老这样完成两科系统理论著述尚属难找。我以叶天士式的中医教育家比喻，早年讨论温病教材时，秦伯未对这个比喻亦认为有理！

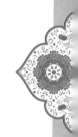

三、临床经验话沧桑

1963年以前，我们组的任务，着重课堂教学与编写讲义，对老人家临床治例未及时整理，且他谦虚，总是谈时人经验，并且评出诸家精华所在。如江浙名医梁特岩，用十全苦寒救补汤治疫毒；广东廉江安铺，用王勋臣解毒治血汤治鼠疫；顺德陈耀南，用大承气汤重剂（各药四两）洗肠扫毒，抢救热疫危亡患者；南海县里水名医吴世良，善从望诊中掌握时机，运用心理、物理治疗作用，去解决药物不及的难题；番禺陈谦鞠（20世纪20年代广州名医），用炙甘草汤治阴虚劳瘵并按症发给"饮食宜忌单"，深得病家趋慕；广州洗基鸡栏经理梁言周，以乌头汤愈寒疝的剂量及反应过程，完全论证《金匮要略》之言；武术家黄汉荣，精通伤寒，用桃核承气汤治跌打瘀痛之妙，深得庇留称羡；古绍尧妙法，驰名遐迩，善用锡类散治白喉；麻疹毒盛，透发不畅，周葵甫用西藏红花清芳凉血取效；吕楚白之妇科，其用药骤看似平凡，而运用却很独到……此皆勉励启发，有集思广益作用的课余之谈，也是我院冯德瑜、朱敬修两位前教务长准备与我们合编《南国名医论坛》的资料。

刘老曾于1958年领衔主持温病临床研究，当时广州乙脑（流行性乙型脑炎）流行，学院组织了防治小组，在市传染病院收治重型乙脑143例，取得治愈率达94.6%的满意疗效。刘主用凉膈散去芒硝、大黄，加郁金、石菖蒲、僵蚕、全蝎、地龙、天竺黄及"三宝"（安宫牛黄丸、紫雪丹、至宝丹）等药，并曾写了防治总结向上级汇报。

我曾随刘老会诊一位将军，其患阵发性头痛，体格壮实，因生活作息失调，渐觉睡眠不好，头痛数月，经诊中医不少，祛风、活血、清热、去湿、止痛、滋补、温养药多已用过，病情时好时坏，近晚发作比前频，发时自觉肢凉气逆，即痛昏在床上，西医用镇痉、止痛、安眠处理才缓解，翌日醒来除精神稍倦外，一切如常。望诊面色红润，舌红、苔微黄，脉弦缓，饮食二便照常，看来证属阴不潜阳、肝阳妄动、上扰巅顶（脑系），久病元神多虚，拟参麦大枣、百合地黄与二至丸合方，加羚羊骨、石决明、菊花3剂，服后睡较安，余无变化。继用百合地黄二至丸加生铁落、西洋参、龟板、川贝等滋清药数剂，发作似有减轻，但遇劳即发，甚至一晚2次，诊舌、脉无大变化，刘老认为这种痉挛性头痛，根源于内风，虽有阴虚，其人阳旺，厥气上逆，血络郁阻，还是安神定魂，息风通络以止痉痛为先，再图治本。遂用羚羊钩藤汤法，仍加西洋参、大量石决明、龟板，冲至宝丹一瓶，睡前服，连用3剂，果然不痛，大喜，唯至宝丹不宜常用，改以清养心神，略佐解郁药，制丸缓服，另用百合地黄汤加味，作茶饮而愈。此例若非长于伤寒、温病学术，不易想到用至宝丹去解决。

我早已退出本行，积存资料亦残缺不堪，但温病教研组老同事，要求写篇文章介绍刘老学术，我怅望依人秋水，洄溯蒹葭，又的确难以推辞，唯有尽力追忆往事，如实反映。有失雅意，盼原谅指正。

本文原载《广州中医学院学报》，1985，2（1）：1-3

遣方有道，用药精当

——刘赤选教授处方用药经验简介

广州中医学院　中药方剂教研室　何国良

先师刘赤选教授，从事中医临床、教学工作60多年。在长期医疗实践与学术研究过程中，积累了丰富的临床经验，逐渐形成了独特的医疗风格和学术思想，给我们留下了一份宝贵的财富。本人有幸跟随刘教授学习，亲聆其教导，收益颇大。现就其处方用药之经验，介绍一二，以便更好地继承老中医之学术经验。

刘教授学识渊博，治学严谨，精勤不倦，经验丰富。其学术思想渊源《灵枢》《素问》，秉承仲景，效法吴鞠通、叶天士，广益众智。尤擅长于伤寒、温病之研究，造诣殊深。对伤寒"经方"，温病"时方"之运用，经验独到，临证诊病，每起沉疴。其处方用药的主要特点是：注重辨证，立法严谨，遣方有道，用药精当。一般处方，药味不多，少则2~3味，多则7~8味，常用5~7味。治内伤杂病，喜师法仲景，善用伤寒经方，药简量大而效宏；治外感时病，则效法吴鞠通、叶天士，多用温病时方，法活灵巧以取胜。

一、取"经方"之精髓，辨证施用

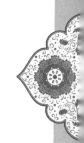

刘教授以擅长温病而著称，但亦精于伤寒，他取温病与伤寒学派之所长，施诸实用，颇有心得。他曾提出："然则研究温病者，必先钻通伤寒。"[1]认为仲景辨证条分缕析，组方严谨，用药精当，疗效卓著，故临证处方之时，常以仲景之旨为圭臬，取"经缕方"之精髓，辨证施用。如刘老灵活运用吴茱萸汤、当归四逆汤、生姜当归羊肉汤三首"经方"，治一例头痛患者[2]，辨证准确，立法分明，丝丝入扣，实为刘喜用经方，善用经方之明证。

陈某，女，28岁，教师。

1962年12月22日初诊。初因日夜工作，思索费神，一连数夜未能入睡。当时尚能支持，但工作完毕便觉头晕眼花，继则巅顶刺痛，呕吐清涎甚多，每次发病历2~3小时，方慢慢缓解。虽经多方治疗，均未见效，反而发作日频，自1962年初始，平均每2~3日头痛发作1次，月经最后，头痛尤甚。诊其脉细弱，舌质淡，苔薄白而润。刘诊为厥阴头痛，立温中降逆、息风止痛之法。用《伤寒论》吴茱萸汤治之。处方：吴茱萸9克、党参9克、生姜18克、大枣4枚，3剂后痛减，而遵上方加重量而用之。

12月31日二诊。月经来潮，而头痛未见发作，眩晕呕吐亦减轻，唯见面色苍白，唇舌淡白，手指冰冷。刘认为此患者头痛虽未发作，但阴寒仍盛，故改用当归四逆汤合吴茱萸汤治之，以乘胜追击。处方：吴茱萸15克、党参15克、当归9克、生姜30克、桂枝9克、白芍12克、细辛9克、木通9克、大枣8个（去核）、炙甘草6克，6剂，并嘱患者服完药后，常食当归生姜羊肉汤（当归12克、生姜30克、羊肉120克）以善其后。一年后走访，头痛未见复发，病除体健。

刘老运用"经方"，反对机械对号入座，认为遣方要有法度，用药最忌庞杂，他继承了仲景药少力专之组方意旨，形成了用药味少而量大的治疗风格，运用"经方"有胆有识。如重用白通加猪胆汁汤治疗霍乱大证，用苓甘五味姜辛汤加减治寒饮壅盛之顽固性哮喘[3]，用大承气汤治疗阳明腑实之热厥，每起沉疴。

仇某，女，工人，28岁。

1976年4月22日初诊。患者神昏、抽搐近30天，并见发热，大便秘结，腹硬，腹中可扪及燥屎多枚，四肢强直性痉挛，口噤咬牙，唇干舌燥，舌质红，苔黄而焦，脉弦滑数，重按有力。在某医院住院，诊为病毒性脑炎。此急危重证，刘老诊断为阳明热结、热毒攻心所致，急用大承气汤荡涤其热结，使邪有出路，并配牛黄解毒丸以解毒清心开窍。处方：大黄10克（后下）、川厚朴12克、枳实10克、芒硝18克（冲服），1剂，安宫牛黄丸3克分二次开水送下。

4月23日二诊。药后大便已通，排出黄色果酱样大便多次，四肢抽搐及咬牙明显减少，仍神昏发热。药中病机，如前法加清热解毒药继续服用。处方：川朴10克、枳实10克、大黄3克（后下）、银花60克（微煮沸）、川连10克、黄芩10克、白芍12克、甘草3克、木香3克（后下），共3剂，安宫牛黄丸6克，每日分2次服。

患者经上述处理后，病情转危为安，后续用清心解毒、开窍止痉法而神志转清。

刘老还善于运用"经方"治疗各种内科疾病，他认为运用"经方"既要遵仲景之旨，辨证施用，更要"师其法而不泥其方"，要不失其法地运用古方。如运用甘姜苓术汤治疗腰腿痛[4]，用栀子豉汤加味治疗癫证[5]，用猪苓汤治疗慢性肾炎水肿，用桂枝人参汤治疗胃痛等[6]。其中对桂枝人参汤之使用，尤有心得。桂枝人参汤原用治脾胃虚寒而表证未解者，《伤寒论》曰"太阳病，外证未除而数下之，遂协热而利，利下不止，心下痞鞕，表里不解者，桂枝人参汤主之"。近代名医蒲辅周曾用本方合二陈汤，温通太阴为主，兼开太阳，治愈腺病毒肺炎1例[1]。刘则认为该方有桂枝之辛散温通，较温补守中之理中丸，其散寒通阳止痛之效尤胜，方中取干姜之守，桂枝之走，动静结合，治疗脾胃虚寒之胃痛，疗效卓著，而且以桂枝后下，其通阳止痛之力更剽悍有力。这些宝贵的用药经验，可谓别具匠心。

二、取"时方"之灵巧，变通运用

"时方"是温病学派方剂的总称。刘教授对温病学说的研究，造诣甚深，更擅长运用"时方"。其在《学习温病的关键》一文中指出温病医著"立论正确，有真知灼见，切合实际需要，而选用方药，微妙精细，丝毫不苟，对危难重症，确能立起沉疴，此皆可法可传之基本典籍"。更认为温病"时方"机圆法活，灵巧效验，提出"治重病大症，要用仲景'经方'，治温热时病，叶派'时方'轻灵可取"之精辟见解。故刘在处方用药之际，多用古方。如刘运用温病学说，选用"时方"治疗肠胃疾病，效果显著。

李某，男，41岁，解放军干部。

患者于1972年夏某日，突然腹痛、呕吐、泄泻，泻下血水样大便，即入某医院治疗，诊断为坏死性小肠炎。经对症治疗 1 天后，吐泻均止，但腹胀满反而加重，并有拒按、大便不通等症。经 X 线检查，发现腹部有液平面，考虑有肠梗阻情况存在，遂准备手术治疗，但患者不愿意，故当天下午五时邀刘老会诊。当时患者极为痛苦，腹胀满痛，按之痛加，大便不通，小便短少，脉濡，舌苔黄浊腻。刘诊此为湿热内阻、闭塞肠胃、气机不通所致，病属暑湿吐泻之变证。治宜清热化湿，行气止痛。选用王氏连朴饮加减。处方：川厚朴 9 克、黄连 9 克、广木香 8 克（后下）、苍术 9 克、法半夏 12 克、瓜蒌仁 9 克、大豆卷 9 克，2 剂。

二诊。患者服一剂药后半小时，嗳气，矢气频作，腹胀痛大减，危急症状有所缓解，二服药后，腹胀明显消减，唯大便未通，心中似觉烦热，脉细濡，苔黄腻。病有转机，守上法，减苍术，合栀子豉汤，2 剂。药后便通，胀消，各症好转。

本例起病急骤，传变迅速。初起以腹痛、泄泻呕吐为主。第二天则转为大便不通之重症。刘抓住其脉不沉实而反濡软，舌苔黄浊腻之要点，断为湿热内阻、气机不通，不用峻下热结之大承气汤，而选既清化湿热，又行气通便之王氏连朴饮加减治之，药后气机畅，大便通，使患者转危为安，经验可谓独到。其他如刘用三仁汤治疗湿温泄泻（肠伤寒），蚕矢汤治疗湿热吐泻（急性胃肠炎）等，亦每获良效。

刘对"流行性乙型脑炎""病毒性脑炎"的治疗，经验亦十分丰富。认为该病以暑热型居多，由感受暑热之邪，邪热内陷所致，常以犀角、干地黄、牛黄、丹参，佐以石膏、黄连、白茅根、连翘、竹叶心等以凉血解毒，清心透热；如热盛发痉，必选用羚羊角、钩藤、地龙、老桑枝、丝瓜络等清热解痉通络之品；如神昏谵语，则推崇温病"三宝"（安宫牛黄丸、紫雪丹、至宝丹）。刘的这些用药经验，深得叶氏之精髓，临证每起沉疴。

对暑湿及湿温发热之治疗，刘研究颇深，经验独到。其本叶氏提出之"或透风于热外，或渗湿于热下"之意，立清热利湿法为主，佐以芳香化湿之法治疗，自创茵陈白薇汤治之（土茵陈 24 克、白薇 12 克、黄芩 10 克、南豆衣 10 克、生薏苡仁 30 克、茯苓 12 克、藿香 12 克、佩兰 10 克），效果显著。该方选芳香微苦之土茵陈，既能透湿中之热，又能渗热中之湿，较绵茵陈之清热利湿，其透解之力更胜，配白薇透热外出，利湿热，退伏热；黄芩清泄里热，南豆衣清热利湿；再配以芳香化湿之藿香、佩兰，健脾渗湿之茯苓、生薏苡仁，透热渗湿而不伤中，诸药合用，恰到好处。

凌某，女，27 岁，教师。

1971 年来诊。自诉妊娠将届产期，低热不退，不以为意，照常工作，产后继续发热，持续已 50 余天，时高时低，高时达 39 ℃，多为午后潮热，睡后渐退，伴有恶风，无汗，神疲倦怠，周身痠痛，饮食减少，大便正常，脉濡数，舌质暗红，苔灰白而薄。中医辨证：此属暑湿内伏，兼感风邪。治宜消暑化湿，疏风清热，用茵陈白薇汤加减。处方：土茵陈 21 克、白薇 12 克、黄芩 6 克、南豆衣 15 克、茯苓 24 克、草果皮 5 克、神曲 9 克、荆芥穗 5 克、薄荷 3 克（后下），3 剂。

二诊。1 剂后周身微汗，发热渐退，2 剂恶风亦罢，3 天后各症俱解，精神好转。继用前方，连服 6 剂，以巩固疗效。

三、集各家之大全，博采众长，独树一格

刘教授治学严谨，精勤不倦，虽到古稀之年，仍手不释卷。他除对伤寒、温病有较深的造诣外，尚精研各家医籍，博览群书，以广见识。对各家之精华，兼收并蓄。其所用之方，旁及各家。如用《外台秘要》之葶苈下水丸加减治悬饮（右胸积液）；以《太平惠民和剂局方》失笑散加减治关格（十二指肠球部溃疡，并发不完全性梗阻）；以《冷庐医话》醉乡玉屑散加减治痢疾；以《妇人大全良方》柏子仁丸加减治血虚闭经；以《傅青主女科》二地汤加减治月经过多；以《素问病机气宜保命集》黑地黄丸治便血；以《女科辑要》蠲饮六神汤加减治风痰咽痹等[2]。其选方精良，经验丰富。

刘吸收各家之精华，又不受其藩篱之束缚，在临证治疗上，又能博采众长，独树一帜。如对痹证的治疗，刘积累了丰富的经验，指出南方气温地湿，湿热交蒸，每易患风湿热痹，自拟桑枝薏苡仁汤（老桑枝 30 克、生薏苡仁 30 克、竹茹 15 克、丝瓜络 15 克、徐长卿 15 克、豨莶草 15 克、冬瓜仁 30 克、芦根 30 克、滑石 30 克）以清热祛湿、利痹止痛，治疗湿热痹阻于骨节经络所致之关节红肿热痛，或游走不定之疼痛，发热烦渴者，每获良效。对风湿日久，痹阻于肩臂，伤及阴血者，则用自拟之玉竹汤（玉竹 30 克、桑寄生 30 克、鹿衔草 15 克、白术 15 克、茯苓 15 克、牛膝 15 克、白芍 15 克、炙甘草 9 克）以柔润息风，通痹止痛。或配用玉竹 30 克、兔肉 120 克（或老母鸡 120 克）煎汤佐膳。如风湿之邪，阻滞经脉，流注骨节，迁延日久而化热入里，灼伤筋络者，刘则认为非用动物类药入络搜风，通经止痛不可，常用穿山甲、龟板、地龙干、羚羊角骨、鳖甲等，配老桑枝、白芍、鹿衔草、牛膝等治疗，这些用药经验，十分值得效法。刘善用鹿衔草、徐长卿、羚羊角骨、老桑枝、玉竹等药，其使用经验如下：

鹿衔草：微甘、温。①祛风湿，强筋骨，止痹痛。《滇南本草》："治筋骨疼痛，痰火之症。"刘认为本品温而不燥，作用平和，祛邪之中有补益之功，善解上肢痹痛及胸背疼痛。②祛风止咳：治虚劳久咳，吐血。刘常用本品治久咳而见胸痛者。如单味 30 克配大枣 4 枚，治百日咳，咳嗽不止者，甚验。

徐长卿：辛、温。解毒消肿，通经活络止痛。《本草纲目》："主治鬼物百精蛊毒，疫疾邪恶气，温疟……"刘认为本品善祛风通络，止骨节疼痛，故风寒、风热之痹症均用之，而且可利水消肿，以治水蛊。

羚羊角骨：即羚羊塞。咸、寒。清热平肝，通络止痛。刘认为本品作用类似羚羊角而力弱，长于清热止痛，能深入筋骨，以息风通络止痛。配钩藤、菊花，治肝热、肝阳上亢之头痛；配桑枝、生薏苡仁，以治风湿热痹、关节疼痛，其止痛效果甚佳。

老桑枝：苦、微寒。清热，祛风，通络。《图经本草》："主遍体风痒干燥，水气，脚气，风气，四肢拘挛。"刘认为本品善清湿火、骨火，多用治风湿热痹，筋骨疼痛；并能清肝息风，配羚羊角、钩藤，用治肝热风动之抽搐[8]；并用本品单味煮稀饭，以治疗肝热阳亢之头痛（热性高血压）有效。

玉竹：甘、微寒。养阴润燥，生津止渴。《神农本草经》："主中风暴热，不能动摇，跌筋结肉，诸不足。"《本草正义》认为本品"味甘多脂，柔润之品……古人以治

岭南刘氏内科流派学术思想研究

风热，盖柔润能息风耳"。刘取本品柔润之性，用治臂痛不能高举，或硬直性拘急，有柔润筋脉、肌肉之效。

总之，刘赤选教授临证治病，辨证准确，用药精当，既能秉承前贤之精华，又能发挥古人之未备。其学识渊博，处方用药经验丰富，以上介绍，只不过是其学术经验之凤毛麟角而已，不当之处，由笔者负责。

参考文献

[1] 刘赤选. 学习温病的关键 [J]. 广东中医，1963 (6)：11.

[2] [3] 刘赤选，等. 刘赤选医案医话 [M]. 广州：广东科技出版社，1979：11.

[4] 刘赤选. 痹证治验三则 [J]. 新中医，1973 (5)：16.

[5] 刘赤选. 癫证 [J]. 新中医，1974 (2)：25.

[6] 刘赤选. 胃痛 [J]. 新中医，1974 (5)：28.

[7] 高辉远，徐振盛，陈鼎祺，等. 蒲辅周医案（重症腺病毒肺炎）[J]. 中医杂志，1965 (2)：21 – 25.

[8] 黄文东. 著名中医学家的学术经验 [M]. 长沙：湖南科技出版社，1981：99.

本文原载《广州中医学院学报》，1985，2 (1)：10 – 15

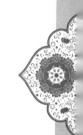

刘赤选温病学术梗概

——为悼念刘赤选老师而作

广州中医学院　温病学教研室　陆乃器

刘赤选教授（1897—1979 年）虽然离开我们已 5 年多了，但他在教学、医疗等方面的活动，以及毫无保留、助人为乐的高尚品德，仍记忆犹新，是广州中医学院德高望重的老前辈之一。

刘教授原籍广东顺德人，1912 年开始学习中医，从事教学及医疗工作长达 60 多年。曾先后在华南国医学院、广东中医药专科学校等任教。广州中医学院成立后，出任伤寒论、温病学教研组主任，教务处处长及学院顾问等职。编著有《温病学》《温病学讲义》《伤寒论讲义》及《温病知要》等书。1979 年初，我院专门组成工作小组，最后为他整理出版《刘赤选医案医话》一书，并进行公开发行。尽管我听他讲授温病学课至今已 30 多年，1962 年后又在他直接领导下从事温病学教学的工作，然而，我对他的学术见解的认识还有一定的局限性及片面性，现只能就自己认识的水平，探讨一下刘教授温病学术的梗概，供同志们参考。

一、伤寒与温病的关系

刘教授既上伤寒课又讲温病学，这便有别于只持一说者。他宗《黄帝内经》"今夫热病者皆伤寒之类也"，指出"伤寒"二字是外感之总称。所以，学习温病必须从刺热、评热病论、热论及热病等篇经文学起，钻通《伤寒论》，将其治疗热病的理法与治伤寒对照，"同中识异，异中识同，方不至茫无头绪，顾此失彼"。清代叶天士《温热论》开首 1～3 段对鉴别伤寒与温病，提出了明确而重要的见解。故此，我们必须认清后世温病学说是"在《伤寒论》的基础上发展起来"的，倘若不承认这一点，那温病学说犹如"无源之水"，但两者有所区别，亦要分别掌握对待。《伤寒论》第 3 条，"太阳病或已发热，或未发热，必恶寒、体痛、呕逆、脉阴阳俱紧者，名曰伤寒"。第 6 条，"太阳病，发热而渴，不恶寒者，为温病"。这两条经文，"鉴别伤寒与温病，至为正确"。

伤寒以恶寒为主证。初起时，阳气被寒邪所遏，不克伸张，以致肌肤紧张，汗管敛涩，形成恶寒。但短期之内未能发热，久之则压力愈重，而反抗力愈大，正邪相争，于是发热。所以伤寒之发热，实由恶寒所引起。发热则恶寒当罢，表示正胜邪却，其热亦退；若热不退，则转变为温病。

温病以发热为主证。初起时，热势由内达外，内外俱热，甚于怀炭，故不恶寒。与此同时，津液被灼，求救于水故口渴引饮。热退则渴解，所有各症状亦可从之而解。若不解，则属后遗之症，也非温病。然此就单纯之温热证言。若有兼感，不在此例。这属伏气温病说。若春初感风，其气已温，病位在表，称为风温。其恶风寒与伤寒相似，但其恶风寒程度有轻重之分，时间有久暂之异。伤寒的恶寒，必厚盖衣被，卷缩就暖；风温恶风只在当风之处才自觉畏风。伤寒由于阳气被郁，故先觉恶寒然后发热，正如叶氏所说："伤寒之邪留恋在表，然后化热入里。"风温是"两阳相劫"为患，化热迅速，诊治时多发热恶风寒同时并见。"这样鉴别，一辨自明。"

此外，寒温之辨，也可以从切诊而知其然。伤寒由于寒邪收引，脉管紧缩，呈现绞结如转索之紧象，温病由于热气偏盛，血液沸腾，呈现盛躁（吴塘谓之动数）而滑之脉，至于风温，则见浮弦而数。疾病是复杂的，单凭脉诊也有不合病情的现象，故必须症脉合参，才能全面掌握证情。

二、以卫气营血辨证为纲领

刘教授从最早编著的《温病学》，以至我院创立之后的教学活动中，均推崇"卫气营血"辨证为温病的辨证纲领。认为温病的诊疗，就是根据患者的主要证候以判别在卫、在气、在营、在血，与病之新感或伏邪的。他所立的辨证纲领，与全国高等医药院校试用教材《温病学》有所不同。在卫分病篇里，先辨卫病证治的基本法则（症状与诊断、治疗法则），然后以条文方式列出并自加说明，作为辨证论治的重要内容（以下气、营、血均仿此）。在篇中主要概述温邪袭表的卫分证。由于"肺主气，其合皮毛"的关系，他还列出辨肺热病证治数条，使读者能加深对卫分病证与肺热病证的认识与临床运用。在气分病篇里，第一节基本法就明确以清气法、祛湿法及生津法为治疗法则，重点分述温热与湿热两大类，前者是属单纯温热性质的温病，如暑温便是；后者是湿热性质的温病，以湿温为其代表，专门列出五条辨证论治。气分病与胸腹、胃肠的关系较密切，故特立专题，共设 11 条胸腹及胃肠的辨证论治条文加以阐明。气分病又较复杂，累及的脏腑也较多，指出"本篇归纳热耗津气，流连三焦及内结胸腹、胃肠证候"之后，总共分列辨证论治条文 32 条，使后学者条理分明地掌握温热与湿热、新感温病与伏邪温病及各有关脏腑的主要病证论治内容。在营分病篇里，"归纳热入营分与内闭心包之证候"，在诱发因素方面，他认为有"肺病逆传（与叶氏'首先犯肺，逆传心包'相一致），或气热内陷，或邪伏营血，或暑邪直中等"，所以本篇要求以掌握清营法与开窍法两大法则为重点。在阐明营分主证时，指出吴鞠通"以舌绛不渴为辨，盖扼营热大要而言也。……但必有夜热、心烦不寐"（指《温病条辨》上焦篇第 15 条而言）为什么气分病证时口渴，入营便不渴呢？他认为，吴氏"盖邪热入营，蒸腾营气上升，故不渴"，只是说到一个方面，其实气分病证的口渴是气热伤津、求救于水的表现，入营之后，"病位已在营而不在胃"，所以有不渴现象是毋庸忽视的另一个方面。至于吴氏的"寸脉大"的说法，刘教授认为，这与临床实际不符，因营阴受伤，脉多细数。在血分病篇，归纳血分热毒炽盛与温病后期阴液亏损两方面，补充了叶天士只讲到热毒炽盛用"凉血散血"的治法，阐明温病后期，"真阴已伤，邪陷正虚，病情最重"，可以"利用甘润养阴之方，以达到壮水制火的目的，属补虚范畴。凡温病伤阴，肾液欲竭，最后阶段，适用此法留人治病"。现我们温病学教研室的老师们，在温病学的教学、医疗活动中，以及 1983 年编写出版的《中医温病学表解》，均继承了刘教授这种学术见解。

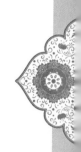

三、温病诊断首重看舌

刘教授承接叶天士"必验之于舌"，与薛生白"凭验舌以投剂，为临证时要诀"的诊断经验，强调"辨舌为望诊中重要之诊法，亦中医诊疗技术较成功的经验，尤其是温病诊断，首重看舌"。他引述吴瑞甫之言，"病之经络、脏腑、营、卫、气、血；表、里、阴、阳、寒、热、虚、实，毕见于舌"，由此可见，温病辨证看舌为主，参考脉症，则病无遁形。因此，他把"舌诊法"专立一章，较详尽地分辨舌本（又称舌质、舌体）与舌苔的形和色。吴塘在《温病条辨》曾提出"温病死状百端，大纲不越五条"之说，刘老鉴于辨舌的重要，在阐述最后处，另立"验舌决生死法"，这是他老人家生前经验总结之一。为了提高我们对验舌决断病情凶险的认识，现列出以飨读者。至于文中所说的"死"字，从目前的诊疗效果来看，应理解为病情十分危重，对生命威胁很大为宜。

验舌决生死法：①舌如去膜猪腰子者危。此阴虚之极，温病最忌。②舌如镜面者危。此胃阴亡，肾气将败之象。③舌糙刺如砂皮，而干枯燥裂者危。此证清热生津可愈。④舌敛束如荔枝子肉，绝无津液者危。此津枯热炽之证。⑤舌如烘糕者危。此热极之象。⑥舌卷短痿软枯小者危。此肾阴绝，脑根短痿将死之候。⑦舌色㿠白兼青，多死。此中焦生气已绝。⑧舌如满口皆生白衣，或生糜点，多死。此胃已腐败之象。⑨舌起白苔为雪花片者，不治。此俗名雪花舌。⑩舌因误服芩连而现人字纹者，不治。此误用苦燥化热灼伤真阴之候，故不治。但育阴清热得法，亦有可生。⑪舌淡灰转黑、淡紫转蓝者，不治。此邪毒攻心已甚，而又伤腐脾胃，故不治。⑫舌底干燥，不拘苔色黄白，形为豆腐渣者，或如啮碎饭子者皆死。此俗名饭苔舌。⑬舌干晦枯痿，无神气者，必死。此阴衰血败，神将离散，故死。⑭舌绛无苔，干枯红长而直，纹透舌尖者，必死。此心气内绝之候，故死。

四、临床分类与兼夹

前人的温病临床分类是多种多样的，我们教研室编写的《中医温病学表解》把温病分类归纳为四种：①以季节分。②以初起证候分。③以传染性和流行性分。④以病邪性质分。刘教授宗叶氏《温热论》，首揭温邪上受，"挟风则加入薄荷、牛蒡子之属，挟湿加芦根、滑石之流，或透风于热外，或渗湿于热下，不与热相搏，势必孤矣"的论述，认定是明言以温为主，辨兼湿两大大类……兹为取全择要，而又为符合临床实用起见，仍分温病为三种类型，即：①温热（归纳暑病、燥热等）。②风温。③湿温。温热是指单纯的、阳热性质的类型，它不兼其他因素，如春温、暑病、燥热等。风温是风与热两邪相合为病，即叶氏谓之"两阳相劫"的病证。湿温是湿与热两种不同性质的邪气氤氲为病。薛生白在《湿热病篇》中论之较详，对后世温病学说的发展起着重要作用。

温病学是临床学科之一，而临床所见的温病患者，并不像课本所说，个个都那么典型的，它每每有兼夹证候，若不注意适当调治，可影响疗效。刘老归纳为四夹，即夹痰水、夹食滞、夹气郁、夹血瘀。他这种观点与临床实际是相符的，故先后两次被收录于全国统一教材——《温病学讲义》（1964 年版）及《温病学》（1979 年版）。清代王孟英曾说："凡视温病，必察胸腹，如拒按者，多挟痰湿。"刘老则概括为"四夹"，并在"夹痰水"中认为"痰水之辨，看舌为要，凡苔或黄白而润滑不燥，必夹痰水。……若肺胃受热，清肃之令不行，则水饮停聚，水受热蒸则变成稠浊痰涎，上潮口中，凝结于舌"。这样，他便既继承前人的心得，而又潜心临床研究并加以发挥，这种上进的精神是值得我们效法的。

五、结束语

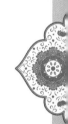

　　刘赤选教授是伤寒家，又是温病专家，不但能理论联系实际、生动地讲授两门课程，还能非常熟练地临床运用伤寒和温病的方剂治病，故他能历任多年伤寒论、温病学教研组主任之职。他曾这样写道："精研《伤寒论》经典著作之余，不能囿于仲景成法而故步自封，忽视后来之发展；而读通温病学说之后亦不能忘记源出于伤寒，妄自抹杀古人成法。总之，端正对伤寒与温病之看法，自不会轻此重彼，或无原则之争论。"今天读起来，对我们还是有得益的。

　　刘老师的温病学说论著是不少的，最早只看到他早年为华南国医学院编写的《温病学》，由于笔者业务水平有限，本文只扼要从伤寒与温病、辨证纲领、舌诊及分类与兼夹等几个方面阐述其学术见解，可能存有不足或错误的地方，恳望同道指正。

本文原载《广州中医学院学报》，1985，2（1）：7－10

刘赤选教授五脏病证辨治经验

广州中医学院　内科教研室　刘亦选

中医内科以五脏论杂病，六经论伤寒，卫气营血与三焦论温病，是中医临床辨证三大纲领。广东名老中医刘赤选教授，擅长伤寒、温病，精于内科，善于运用古方，临床辨证准确，经验丰富，用药精简，疗效甚高。现将他对五脏病的临床辨治经验介绍如下，以供同道参考指正。

一、辨治肝病胁痛经验

肝病胁痛一证，有虚有实，虚者多见阴血不足，实者肝郁气滞、湿热瘀血。其发生机理与肝失疏泄有关，疏泄太过则横逆乘脾，疏泄不及则肝气郁结，以不通则痛为理论依据。在辨证论治上，辨证以区分气血为要点；论治实证运用理气、活血、清热、化湿等法；虚证以补中寓通、滋阴柔肝为主。但临床上常见虚实夹杂，如肝郁可以化火伤阴，或气滞血瘀，或横逆乘脾导致肝郁脾虚，出现虚实夹杂之证。根据上述机理，刘老对这类病有脾虚肝郁者喜用四君子汤健脾，四乌鲗骨一芦茹丸（乌鲗骨丸）舒肝清热、养阴活血。继用通络活血、化湿清热之法以解肝脾之郁滞，清胃肠湿热，使肝气恢复调达，脾气得以运化。他认为"四乌鲗骨一芦茹丸，治血竭肝伤"，源出《黄帝内经》，芦茹即茜草根，性味甘凉微带苦涩，有清热柔肝、养血止血作用。乌贼骨即墨鱼骨，又名淡鱼古、海螵蛸，丸用其边骨，煎剂可用整个，性味咸温，有消散风热、活血补血作用，原方由四味药组成，即四份乌贼骨，一份芦茹，以雀卵为丸，用鲍鱼汁送服。目前雀卵与鲍鱼汁已不常用，分量也不是四比一，但临床疗效仍好。他喜欢常用此二味药合治肝病，如慢性肝炎、早期肝硬化有肝郁者，均有较好疗效。

若胁痛为肝郁血瘀、胆火内蕴者，临床表现为右胁胀痛、痛引肩背、口干口苦、面红目赤、便秘尿黄、舌紫暗、脉弦数或涩。他喜用温胆汤合茜草根、乌贼骨解郁舒肝、活血止痛。素馨花、合欢花、丹参、鸡内金等以疏肝理气、活血化瘀。或宗《伤寒论》用四逆散以舒肝解郁、活血清热。与古人"萱草解郁，合欢蠲忿"之说吻合。例如他在1971年诊治1例甲醛、丙醛、天那水中毒后胁痛、头部肿块患者，诊时头顶肿块、疼痛难忍、心烦易怒、耳鸣疲倦、纳差眠差、腹胁胀痛、舌质微紫、脉弦涩、尺脉弱。检查有1个5厘米×5厘米、2个2厘米×2厘米的头顶肿块，硬实压痛。辨证为热毒伤血、气滞血瘀。治则：清热解毒、活血化瘀。处方用生地黄、旱莲草、丹皮、地榆、赤芍、侧柏叶、川红花、土银花、枳壳，连服3剂。服后患者头胁疼痛减轻，腹胁舒畅，胸闷嗳气仍存，在上方基础上加蒲公英、甘草、柴胡，去侧柏叶，连服9剂。服后胁痛、头部肿块消失，但觉眼睛干涩作痛，睡眠欠佳，舌红脉细数。改用素馨花、陈皮、木贼、夏枯草、白芍、甘草、土银花、蒲公英、花粉，服3剂后症状消失而痊愈。

但恐瘀热未净，在上方基础上选加蝉蜕、杭菊、蕤仁肉、草决明、白蒺藜、丹皮、海螵蛸、茜草根、石斛、象牙丝等加减以清肝明目、养阴息风而治愈。

二、辨治脾病胃痛经验

胃痛一证，中医亦称胃脘痛，临床上以上腹脘部经常发生疼痛为主症，以胃、十二指肠溃疡病、慢性胃炎等病多见，疼痛之病位在胃，与肝脾二脏关系密切。

本病初起多见痰热，为肝郁气滞实证，症见胃脘胀痛、纳后饱滞、烦闷吐酸、恶心呕吐、口干口苦、舌边尖红、苔黄薄或黄腻、脉象弦滑。治法宜清热除痰、舒肝和胃。用温胆汤合左金丸治之。

若胃痛反复发作，日久损伤脾胃，致脾胃虚寒，症见胃脘隐痛、饥时较甚、得食痛减、舌边齿印、苔腻白润、脉细缓弱，治以健脾益气、散寒止痛。用《伤寒论》之桂枝人参汤治之。方中炙甘草、人参、白术、干姜健脾温中散寒，桂枝通阳止痛，用桂枝宜后下，取其辛通之气，则通阳止痛之力更剽悍有力。胃痛等症状缓解后，可多服理中丸以巩固疗效，防止其反复发作。若胃痛日久，导致脾阳虚弱，"阳虚阴必走"，故易胃肠出血，大便呈柏油样，可用黑地黄丸（苍术、熟地黄、生姜、五味子、大枣）。

在胃痛反复发作过程中，往往寒热错杂、虚实互见。如脾胃虚弱、气滞血瘀、肝郁湿热等脾虚肝郁证，在治疗上则要温中健脾、清热化湿。用《伤寒论》半夏泻心汤加减治之。血瘀者用失笑散加山楂肉、陈皮、白芍、桃仁、赤芍。失笑散之蒲黄、五灵脂，有化瘀通脉、散结止痛之功能。山楂肉有化恶血、消食滞之功，单味为方，名独圣散，《医宗金鉴》认为消胃肠心脾之瘀滞，可再加白芍、陈皮行气和胃，桃仁、赤芍活血祛瘀，组合为方，具有行气消滞、活血通瘀之功效。

广东地处南方，患者多素体阴虚，或痰热肝郁，极易化热化燥伤阴，或在治疗上过用辛燥之品，耗伤胃阴，临床上表现为胃脘隐痛、口干不饮、不知饥饿、纳呆便溏、舌红津少、苔薄、脉细数无力，治用叶天士之酸甘养胃阴法，如麦冬、麻仁、石斛、乌梅、木瓜等。可选加素馨花、佛手花、川朴花、佩兰叶等芳香醒胃、行气止痛。例如他治1例胃痛多年患者，患者胃痛经常反复发作，曾做X线胃肠钡餐和胃镜检查确诊为"十二指肠球部溃疡"，病灶大小为1厘米×1厘米，近日胃脘隐痛，饭后或夜间加重，胸脘痞闷，口淡无味，时泛清涎，胃纳欠佳，神疲乏力，舌淡苔白，脉沉细弱。诊断为脾胃虚寒，治以温中散寒、益气止痛。用桂枝人参汤治疗。处方用桂枝、党参、白术、干姜、炙甘草。服3剂后胃痛消失，食欲稍增，有脘闷欲吐，舌脉同前。再进上方加法半夏，连服6剂。随访五年未有复发。

三、辨治肺病肺炎经验

肺炎属中医温病学"风温"范围。是由肺有伏热，或温邪上受、首先犯肺，痰热壅肺，失于肃降，气逆喘咳，而出现四个病期：

发热恶寒期：症见发热恶寒、咯痰带血、痛引胸膺、喘急汗出、舌红苔黄、脉象细数。治法为疏风降火、宣肺除痰。用麻杏甘石汤。痰稠加海蛤壳、海浮石、贝母等。此期禁用辛燥助热、苦寒冰热、温补困热之品。

痰火郁热期：症见咳嗽痰稠、烦闷气喘、午后热甚、面色潮红、胸部微痛、舌红苔黄、脉象滑数。治法为清肃肺气、除痰清热。用苇茎汤加味。处方用苇茎、薏苡仁、桃仁、贝母、冬瓜仁、竺黄精、竹沥、丝瓜络、北杏、枇杷叶、旋覆花、瓜蒌壳等。胶痰难出用珍珠末、牛黄末、川贝末各1克冲服。此期用甘平清淡、不苦不燥、清火滑痰之品。

热伤津气期：症见高热喘急、烦渴多汗、鼻孔煽动、苔干或黄薄。治法为清肃大热、益气生津。用白虎加人参汤，热重加羚羊角。此期要注意津亏气亡之候。

衰脱期：症见烦热已退、喘急转缓、呼吸微弱、舌绛苔少、脉象细数。治法为益气养阴、清热固脱。用生脉散加白薇、小环钗、甘草。此期津气虚脱、伤阴亡阳，古人用生脉散。临床上麦冬仍嫌滋腻、呆滞气机，五味子温敛、恐助热邪。唯独参汤直救津气，对虚脱有良效。例如他诊治1例肺炎患者，患者男性，25岁，确诊肺炎已9天，住某医院经中西两法治疗，高热持续不退（41.5℃），喘急痰鸣，烦躁，唇焦舌燥，大便秘结，舌绛无津，苔老黄略腻，舌后根焦苔，脉象沉数，细而无力。属正气已耗、邪闭未开、热结中焦、化源欲竭。治法为救阴清热。急煎西洋参30克，送服安宫牛黄丸一个。次晨复诊高热稍降（39℃），咳吐脓痰，呼吸稍顺，大便未解，但有矢气，舌红苔薄，治法为养阴清热、兼理脾肺，用增液汤合生脉散加减。药用麦冬、天冬、玄参、生地、石斛、西洋参、苇茎、金银花、石膏。继续服食安宫牛黄丸，病情逐渐转危为安。后治愈。

四、辨治水肿肾炎经验

水肿一证，与肺、脾、肾三脏之关系最为密切。但临床上辨证多见于脾肾两脏之病变，多由正气亏损、肺脾肾功能失调、外邪侵袭，导致阴阳气血亏虚，以水肿、眩晕、小便改变为主要证候。《素问·至真要大论》曰"诸湿肿满，皆属于脾"。《素问·脏器法时论》云"肾病者，腹大胫肿，咳喘身重"。说明古人已有认识。本病初起伤脾，迁延日久则伤肾；有肿时以阳虚为多；久病肿退之时以阴血亏虚为多。现据二脏虚损分述如下。

脾虚：脾虚则健运无力、水湿内停，症见肢肿腹胀，尤以食后腹满为甚，时肿时消、按之下陷、纳呆便溏、舌质淡红、舌苔白腻。治法为温中健脾、行气利水。用平胃散合五皮饮治之。若水湿久停、痰浊内生，症见眩晕胸翳、腹脘满闷、苔白滑腻者，用燥湿祛痰法。如赵献可认为，"凡脾胃不足，喜甘而恶苦，喜补而恶攻，喜温而恶寒，喜通而恶滞，喜升而恶降，喜燥而恶湿"，可按此法辨治。

肾虚：多由久病伤肾引起。腰为肾之腑，腰痛是肾之外候，肾虚腰痛多是渐起。肾藏精，精生髓，肾主骨，若肾精不足，髓无以充骨，故常有胫骨痿软之感。小便不利者，因肾主水，开窍于二阴，肾虚无力化气行水，则小便不利。常见尿频、尿急、夜尿多，但尿量少，故见浮肿。肾虚是水肿主要原因，因肾阳不温，脾阳不运，水湿内生。

又因肾主水，故阳虚则水泛。至于肾阴虚，因决渎无权，水无所主，故临床也可见浮肿。故《景岳全书》有"其标在肺，其制在脾，其本在肾"之说。肾之阴阳失调是水肿主要原因，水肿初见眼睑浮肿，继而面部、踝胫、四肢、腰腹全身俱肿。若皮肤紧张、坚敛如铜钱者，病属难治，此多因不戒食盐所致。

肾阳虚者，治宜温阳利水，用五苓散，若是肿者，则用济生肾气丸或真武汤。饮食治疗用甘温、补益精气、消水利尿之鲤鱼赤小豆汤（鲤鱼 1 斤去肠脏、赤小豆 120 克、陈皮 3 克，饮汤食渣），治疗蛋白尿有良效。若是肾阴虚而兼浮肿者，治法宜正邪两顾，用猪苓汤以育阴利水，若完全无肿，才用六味地黄汤，以防增加浮肿，因浮肿乃湿浊所致，而熟地黄性滋腻，恐碍湿之去除，故不好使用。猪苓汤内之阿胶用蛤粉炒成珠煎服，止腰痛功效更好。若遇小便红细胞多者，加白芍、旱莲草；白细胞多者，加黄柏。血压增高者，加牛膝、杜仲、白芍。若有肝肾阴虚，多由阳损及阴，或因泻利太过使阴精耗伤，或因久服温补使阴精暗耗，或用激素之后累及肝肾之阴，出现阴虚阳亢，治宜滋阴补肾、柔肝潜阳，可选用地黄饮子。例如他诊治 1 例男性学生，诊病时患慢性肾炎，眼睑及面部微肿，胫跗俱肿，腰酸体疲，尿检查：尿蛋白＋＋，红细胞＋，白细胞＋，颗粒管型 2～3 个。中医辨证属肾阴虚之水肿。治法为育阴利水，用《伤寒论》之猪苓汤治之。药用猪苓、茯苓、泽泻、滑石、阿胶。每天服 1 剂，共服 9 剂。症状好转，蛋白尿、红细胞消失。停药后 7 天，尿蛋白＋，再服猪苓汤 9 剂，随访 2 年未再复发。

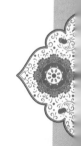

五、辨治心病胸痹经验

心主血而藏神，心悸怔忡，气短乏力，脉象结代等，均责之于心。而胸痹胸闷、舌淡紫暗、脉涩结代，则是心脉瘀阻。胸痹，指胸膺痹塞而痛。胸为清阳之腑，胸阳不振，则浊阴上扰，作闷痛而为病。多由内因胸阳衰微，外因寒气乘之，才成胸痹证。《金匮要略·胸痹心痛短气篇》论胸痹的脉："阳微阴弦，即胸痹而痛，所以然者，责其虚极也。"指出本证病机是上焦阳虚，下焦阴实，胸阳不宣，清阳失旷，阴乘阳位，气滞血凝。临床表现多见阳虚，或兼见寒凝、痰浊、瘀血等实证。

在论治上，常用"四通""四补"方法。"四通"指：宣痹通阳，宗仲景栝蒌薤白半夏汤；芳香温通，用苏合香丸；活血化瘀，用桃红四物汤；豁痰通络，用温胆汤加党参。"四补"是：补阴，用生脉散加味；补阳，用参附汤加味；补气，用四君子汤加味；补血，用四物汤加泽兰。并根据虚实兼夹辨治。如气阴两虚表现为心悸心慌、心胸翳闷、胸部灼热、口干口苦、舌红少苔、脉象细数，此属心阴亏损，心气不足。治法宜益气养阴养心，用甘麦大枣汤合生脉散加白芍。根据《黄帝内经》"心病者，宜食麦"，故用甘麦大枣汤为主。又如心脾阳虚，表现为眩晕眼花、胸闷短气、怔忡脑痛、腰酸浮肿、便溏尿短、舌淡苔少、脉细而弱。治法宜温阳补气、消痰利水。用苓桂术甘汤加党参、当归、生姜等以补益心脾、除湿降浊。例如他诊治 1 例冠心病患者，62 岁，自诉半年前因急性心肌梗死合并心力衰竭入某医院急救，经抢救后胸痛缓解，但以后经常发生心绞痛，约每月 2 次，每次持续 5 分钟，常感口滑，喜饮冷水，多小便，检查血糖

200 毫克%，小便尿糖＋。近因工作疲劳、体力精神活动多，经常心悸、神疲、下肢浮肿。检查心电图为陈旧性心肌梗死，心房纤颤。脉弦细无力，舌淡苔少。辨证为气阴两虚。治法为益气养阴，处方用北沙参、麦冬、五味子、熟枣仁、黄芪、丹参。连服 3天，每天 1 剂。复诊时心悸、胸痛减轻，心电图检查仍有心房纤颤，舌脉同前。在原方基础上加大枣、延胡索，连服 10 天，症状消失。以后加强身体锻炼，作息有度。随访1 年未见复发。

本文原载《广州中医学院学报》，1985，2（1）：4－7

刘赤选痹证治验

长春中医药大学附属医院　闻　辉

一、分型辨治

刘老认为，痹证的论治，风寒湿痹者不离祛风、散寒、利湿、通络；风热湿痹者当疏风、清热、利湿、通络。对患病迁延日久不愈者，尤要注意调补气血，或补肾、益肾、健脾，或祛痰化瘀，总的治则是补助真元、宣通络脉，使气血流通，则痹自愈。

行痹治宜祛风通络，刘老常以自拟方海风藤汤治之。方药：海风藤 15 克、宽筋藤 15 克、徐长卿 15 克、豨莶草 15 克、双钩藤 15 克、丝瓜络 15 克、鹿衔草 15 克、生甘草 6 克、白芍 10 克。

风热夹瘀加桃仁 9 克、田七末 3 克、老桑枝 30 克；风热夹痰另用生鱼葛菜汤：塘葛菜 500 克、生鱼 1 条（250 克左右）、红枣 4 枚去核、陈皮 3 克，煲汤，饮汤食肉佐膳。塘葛菜清香甘凉，透泄骨节之风热，生鱼长肉生肌，能治肉痿。二味合用，善疗筋肉骨节痹痛。

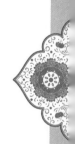

痛痹治宜温经散寒，以《金匮要略》肾着汤加味治之。方药：干姜 12 克、茯苓 30 克、炙甘草 9 克、白术 30 克、桂枝 30 克、黄芪 30 克、熟附子 12 克、络石藤 15 克。

肝肾虚寒、足软痿痹加虎骨、徐长卿、威灵仙各 15 克；脾胃阳虚、湿浊流注加赤芍 12 克、知母 12 克、防风 12 克。

寒湿血虚、肝肾不足，用独活寄生汤加减。方药：独活 9 克、桑寄生 30 克、秦艽 12 克、防风 9 克、细辛 9 克、川芎 9 克、当归 12 克、熟地黄 24 克、白芍 12 克、茯苓 12 克、杜仲 12 克、牛膝 12 克、党参 12 克、炙甘草 6 克、桂枝 10 克。便溏去秦艽，加白术 12 克；小关节痛去杜仲，加炒山甲 30 克。

独活寄生汤去桑寄生，加黄芪 30 克、续断 15 克，名三痹汤，可治气血虚、肝肾亏损之痹证，若加鸡血藤，疗效更佳。

着痹宜用除湿通络法，治以上中下通用痛风方加减。方药：黄柏 9 克、苍术 9 克、制南星 9 克、桂枝 12 克、防己 12 克、威灵仙 12 克、羌活 6 克、防风 6 克、生薏苡仁 25 克、独活 10 克。

关节肿胀者，加川萆薢 15 克、木通 10 克；肌肤麻木不仁加海桐皮 15 克、豨莶草 15 克；风盛用川芎 10 克、白芷 6 克；寒盛加附子 15 克、细辛 5 克。

热痹治以清热通络，以自拟方桑枝薏米汤加羚羊角骨。方药：老桑枝 30 克、生薏苡仁 30 克、竹茹 15 克、丝瓜络 15 克、芦根 30 克、冬瓜仁 30 克、徐长卿 15 克、豨莶草 15 克、滑石 30 克、羚羊角骨 30 克。

臂痛不能高举，或转动不灵活者，用玉竹汤。方药：玉竹 30 克、桑寄生 30 克、鹿衔草 15 克、白术 15 克、茯苓 15 克、牛膝 15 克、白芍 15 克、炙甘草 9 克。

若用玉竹 30 克，煲兔肉或老母鸡佐膳，疗效更佳。

湿热伤阴、阴虚痿痹、腰膝痹痛、下肢肌肉萎瘦者，用二妙散加味。方药：苍术 12 克、黄柏 12 克、防己 12 克、当归 12 克、川萆薢 18 克、牛膝 12 克、秦艽 18 克、龟板 45 克、地龙干 9 克。

二、典型案例

患者，男，50 岁，干部。

患者腰酸腿软，肌肤麻木，骨节伸屈不利，难以行走已 1 年余，并见两胁刺痛，大便时有溏泄，每日 2 ~ 10 次，小便频数而长。拟用苓桂术甘汤加味治之。处方：桂枝 15 克、白术 15 克、茯苓 21 克、炙甘草 6 克、白芍 15 克、黄芪 15 克、生姜 21 克。连服 3 剂。

二诊。泄泻次数减少，两胁刺痛及两腿麻木酸软俱减，唯腰麻紧束，双膝怕冷，脉细濡。此寒湿之邪着于腰肾，拟用温通驱寒之法。方用《金匮要略》肾着汤加味。组成：干姜 12 克、茯苓 30 克、甘草 6 克、白术 30 克、桂枝 30 克、黄芪 30 克。连服 3 剂。

三诊。服药后诸症明显减轻，守上方加法半夏、防风、附子、萆薢等品，连服 50 余剂。

四诊。症状逐日减轻，腰膝活动灵活，但下肢仍有麻木冷感，上半身易出汗，下半身无汗，大便时溏，舌淡苔白，脉濡细虚。改服甘草附子汤以温经散寒。药用：炙甘草 9 克、桂枝 30 克、白术 45 克、炮附子 30 克、茯苓 45 克、干姜 21 克、法半夏 15 克。连服 5 剂，每剂分 2 次服。

五诊。服上方后，腰冷痛已觉减轻，大便好转。继用上方加减，服 20 余剂，诸症悉去。

按语：本例痹证，虽有腰酸冷痛、腿软无力、肌肤麻木、屈伸不利等表现，但以冷痛为主，属寒湿之证，当治以温剂。盖沉寒积冷，着于腰肾，凝结筋络，非大剂温通之品不能取效。初诊患者脾肾阳虚，故立温补脾肾、温经通络之法。二诊属寒湿之邪，着于腰肾，故改用暖土胜湿之法。四诊究其沉寒积冷，非温通而不能祛之，故用附子、桂枝以温肾壮阳，驱散寒邪。治法多端，贵乎辨证。

本文原载《中国社区医师》，2008，24（17）：34

学习温病的关键

刘赤选

温病学说，源出《黄帝内经》，《素问·热病论篇》曰："凡病伤寒而成温者，先夏至日为病温，后夏至日为病暑。"伤寒二字，是外感之总称，前者气未甚热，所感者为温；后者气已大热，所感者为暑。序例云："暑病者，热极重于温也。由此观之，可见暑与温，同属热病，故古人称温病曰温热。刺热、评热等篇，论热病最详。温病要不能越出其范围，而别生变化，所以学习温病，必从此数篇经文学起。后汉张仲景著《伤寒杂病论》十六卷，伤寒辨治，不厌其详，而独于温病，曰"发热而渴，不恶寒，为温病"。寥寥数语，有论无方，岂因原书散失，王叔和搜求残篇，仍多缺漏耶？然考其对于热病之诊治，理法详明，白虎、黄芩汤等方论，可为明证。然则研究温病者，又必先钻通伤寒，将其治热病的理法，与治伤寒对照，同中识异，异中识同，运用到临床上去，方不至茫无头绪，顾此失彼。因此，后世温病学说，就在《伤寒论》的基础上，分化而发展起来，断然而无疑也。清朝中叶，吴门叶天士出，以善治温病，名震一时。他本人积累之经验，以《黄帝内经》《伤寒论》为依据，著《温热论》及《幼科要略》，创造学说，自成专家。章虚谷称之为识温病之源而明其变化。厥后如清河吴鞠通、海宁王孟英，皆遂于叶氏之学，而有进一步之发展。吴氏著《温病条辨》，研究湿温，得其精要，运用《临证指南医案》方药，切中病情。王氏辑著《潜斋医书五种》，阐述伏气与阴虚、风温与痰火，立论正确，有真知灼见，切合实际需要。而选用方药，微妙精细，丝毫不苟，对于危难重症，确能立起沉疴，此皆可法可传之基本典籍。自是至今，数百年来，研究温病者日众，其方法亦日以精密。如薛生白、陈平伯、余师愚、雷少逸、俞根初、吴锡璜、何廉臣等皆为温病名家，经验丰富，各有法理，不无偏非。为着去粗取精，融汇古今，贯通一气，其中关键，在于理解下列问题。

一、鉴别伤寒与温病

宋本《伤寒论》太阳篇第三条：太阳病，或已发热，或未发热，必恶寒、体痛、呕逆、脉阴阳俱紧者，名曰伤寒。第六条：太阳病，发热而渴，不恶寒者为温病。这两条经文，鉴别伤寒与温病，至为正确。伤寒以恶寒为主症，初起时，阳气被寒邪所遏，不克伸张，以致肌肤紧张，汗管敛涩，形成恶寒。但短期之内，未能发热，久之则压力愈重，而反抗力愈大，正邪相争，于是发热。所以伤寒之发热，实由恶寒所引起，热发则恶寒当罢，表示正胜邪却，其热亦退；若热不退，则变为温病。

温病以发热为主症。初起时，热势由内达外，内外俱热，甚于怀炭，外畏棉帛近，故不恶寒；同时津液被灼，求救于水，故口渴引饮，热退则渴解，所有各症亦可从之而解。若不解，则属后遗之症，也非温病。然此就单纯之温热证言。若有兼感，不在此例。

春初感风，邪气已温，其病在表，和伏暑内发，秋凉外束，外风逗引内热，内外俱病，皆为温热挟风之症。前者为风温，后者为伏热（即伏气温病）兼风。其恶风恶寒，皆与伤寒相似。但其恶寒（风）程度，与伤寒有久暂之分，轻重之异。盖伤寒恶寒，必厚盖衣被，瑟缩就暖；风温恶风，只在当风之处，淅淅畏风。伤寒由于阳气被郁，故先恶寒，然后发热；风温则化热最速，故发热恶寒，同时而起，无分先后。伏热兼风，则热渴与恶风同时并见，其与外感风温，只有渴与不渴之分。这样鉴别，一辨自明。

春夏之交，热气内发，为湿所困，湿郁热蒸，为湿温病。初起时，也有恶寒，与伤寒相似，但身热不扬。一二日后，发热汗出，不恶寒，则与伤寒异。总而言之，湿温、风温、伏热兼风俱以发热为主，不得以其有恶寒，而误作伤寒。

此外，寒温之辨，可从切诊而知其然。伤寒由于寒邪收引，脉管紧缩，呈见绞结如转索之紧象。温病由于热气膨胀，血液沸腾，呈见盛躁（吴鞠通谓之动数）而滑之脉。湿温则脉无定体，湿郁之时，脉深而缓，热蒸之时，脉滑而数。至于风温，不论外感之风与内动之风，俱见浮弦而数。各因其病之性质，而表露其脉之形象。惟是脉因症变，例如发热者，血脉亢进，脉多应之而数。然寒病热病，皆有发热，故脉数者未必定是热病。单凭脉诊，也有不切病情者，故必须症脉合参，乃策万全。

二、分类及其兼夹

时行病之发生，有单纯者，也有复杂者。温病之夹杂他症，实视别病为尤多。盖伏热内发，来势甚暴，必挟身中固有之宿疾（如食积痰饮等），而互结而成其虐，或与外因之邪气相引而益其势。且就外感温病而论，又因春夏之交，气候复杂，晴雨无时，于是夹杂他气，同时肆害。故戴麟郊有五兼十夹之说。吴鞠通根据王叔和之序例，列温病为九种，辨别颇详，启发后学，厥功匪浅。但审择亦未简当，弄成杂乱重复，分类愈多，义理愈歧，反令学者疑惑。前言温与暑同属热病，虽因时感不同，而有轻重之分；但病变过程，所见症状，实无二致，在诊治上，不须区别。《难经·五十八难》分温病为温、热、湿温。《伤寒论》亦言温病误汗，变为风温重症。盖自岐黄以至仲景，温病分类，三种而已。叶天士继承内、难、伤寒，以温为主，所兼为客，有挟风挟湿之论。挟风者，加薄荷、连翘；挟湿者，加芦根、滑石；治同外感的风温与湿温，而未见其多立名类。至于感受秋凉之气，不属温病范围（属感冒风寒）。叶氏《幼科要略》所谓"秋令感伤，恰值夏日发泄之后"，盖指大暑之时，津液元气随汗耗泄，热伏不解，燥自内生；至秋则凉风逗引，其热复发，此则内伤之燥，为温热后期常见之症，非外感燥气也。治法不外疏风清热，润燥生津，何须另立一类。余如春初暖气多风，所感者为风温，冬暖不藏，感而即病，名曰冬温。病本相同，症治无异，分为二类，未免重复。瘟疫与瘟毒，俱成乖戾之气（如病气、尸气、湿浊氤氲之气），与温病原因不同，症治自异（疫症，病重药重；温病，病轻药轻），尤不宜列入温病类中。观此，则吴氏九种，实取其三；戴氏五兼，只有风邪（包括兼寒，因风寒同气）可言兼感。其言十夹，痰、食、郁、瘀，为水谷气血之病，人所常有，诚可著为夹病定例。其他之病不常有。强凑成十，反嫌纰漏，此不容沿讹袭谬，而不加去取者。我们学习温病，应从热内、难、伤寒，分温病为三种：曰温热（单纯热）、曰风温、曰湿温。四夹：曰食滞、曰痰水、曰气郁、曰血瘀。这样，则病因虽然复杂，而病类朗若列眉，自可执简驭繁，兼包并举。

（一）温热

温热即单纯热。包括感温、感暑、伏热、伏暑、燥热。温者暖之义，热之渐；热者温之极，暑之称。暑伤津气，化为燥热，曰温、曰热、曰暑、曰燥。四者一体，一而四，亦四而一也。冬伤于寒，寒邪潜伏体内，不即为病，与人身内火蕴酿，乘春阳发动，气机升泄之时，化热而出，发为温病。即《素问·生气通天论》所说，"冬伤于寒，春必病温"之理，后世谓之伏热（即伏气）。秋暑未除，为凉风所闭，至冬晚发，谓之伏暑。病机与外感不同，其为热病，实无二致。故只有轻重之分，浅深之异。如所伤寒邪轻，郁伏浅，或其人素少内火，则往往随春升之气，缓缓渐散于外而不为病，即病亦不甚剧。若寒邪深伏，郁久乃发，或为外邪刺激，或为饮食嗜欲逗引，则其发也，多致内外俱热，势成燎原，不可向迩，此则热病之甚者。在诊治上，随症议方，不必区分暑与温，及伏气与外感，亦可收效。例如发热烦渴，不恶寒，脉盛而滑者，热伤气分，内外俱热，津液受灼，百脉暴张，治宜清肃大热，保养津气，白虎加人参汤主之。更有热邪深重，内伤营血，舌绛咽干，甚或肢冷脉伏，即宜大清阴分热邪，以犀角地黄汤为主，使厚腻黄浊之舌苔渐生，热邪乃从气分透解。他如久热伤津，气虚血燥，咳嗽痰粘，烦渴引饮者，治在肺胃，宜沙麦汤、五汁饮之类。舌干苔燥，大便秘结者，治在胃肠，以增液汤或叶氏人参梨肉白蜜等，润以通之。然温病下法，与伤寒不同。盖伤寒化热，大便硬燥，由于实热内结，大承气汤攻下，不嫌其猛；温病燥热，大便秘结，本于阴虚，而至肠燥液涸，不宜强行大便，只有养其津气，燥结自下。如里热尚盛，必须用承气汤者，亦当斟酌缓下，慎不可攻。

（二）风温

风温包括冬温、热动肝风、内热外风。《黄帝内经》说："风为百病之长也。"故外感六淫，无不兼之。霜降之后，气候当寒反暖，桃李早花，感此风热，发而为病，名曰冬温。与春初暖气，随风摩荡，人在其中，由口鼻或皮毛吸入者，同属外感风温。病邪在表，俱以疏风清热为主，不得以感受之时令不同，而异其治。如发热、头痛、目眩头晕，《黄帝内经》谓"春气者病在头"。盖以风之与热，皆为阳邪，阳邪从阳，必伤于上故也；继则咳嗽气喘，烦渴干呕。陈平伯所谓"风温外薄，肺胃内应，风温内袭，肺胃受病"。盖以风者，善行而数变，腠理开则渐洒恶风。腠理闭则憋闷恶热（《黄帝内经》），但与单纯之中风（即《伤寒论》之中风），其症状有些不同。中风恶风，脉缓自汗；风温恶风，脉必浮数，或汗或否，以风虽疏泄，令其汗出，而热燥肌肤（包括汗管），则又无津不能作汗。治法用桑菊饮，辛凉轻剂，以解肺气；银翘散，辛凉平剂，解表清热，俱为代表方药。若伏热内发，新凉外束，外风引动内热，表里同病，鼻塞咳嗽，发热头痛，口苦咽干，则先用葱豉汤，解其新邪，继进黄芩汤，直清里热。至于温热误汗，劫津助热，引动肝风，风火相煽，走窜经络，迫乱神明，为痉为厥，则非通络泄热、养阴潜阳、息风清火，如紫雪丹、雷氏却热息风方，加减复脉、大定风珠等，不能挽救。以上三症，病因虽同，而病机自异，诊治时不可混淆。

（三）湿温

风温包括湿热，暑湿。东南濒海之区，土地低洼，雨露时降，一至春夏二令，赤帝司权，热力蒸动水湿，其潮气上腾，则空中常含多量之水蒸气。人在气交之中，感此为病，则成湿温；热重者为湿热；更重者为暑湿，亦即外感温邪，挟湿之义。薛生白云："湿热之病，属太阴、阳明者居多，不挟内伤者，其病必微。"盖以脾胃伏热，消化失职，水谷停聚，变而为湿，湿郁热蒸，酿成湿热，《黄帝内经》所谓"湿上甚者为热"，是其理也。据此，则湿热之病因，又非全由于外感，是外感与内伤，互相援引，以致病势缠绵。初起时，身热不扬，恶寒无汗，表证颇似伤寒，以湿揭其阳，热郁不达，其气机亦沉伏于内，无以卫其外，而透其热故也。一二日后，热蒸其湿，湿化热达，则热汗出，不恶寒矣。除此而外，又有湿滞胃肠，脘闷腹满，怠倦恶食，小便不利，大便不爽，舌苔垢浊，渴不引饮，为其主症。然湿为阴邪，热为阳邪。阴邪盛，则阳气微；阳邪盛，则阴液涸。病情复杂，变化难测，治亦较难，故辨证时须辨别湿之与热，孰重孰轻。例如身热恶寒，头重胸痞，四肢倦怠，渴不引饮，舌苔黄白相兼者，湿热均等也，宜透湿清热，古欢室湿温初起方为代表方剂。若胸闷腹胀，颐肿咽痛，口渴身黄，小便赤，大便闭，苔黄厚腻者，热重湿轻也，叶氏甘露消毒丹为代表之方。若腹中胀痛，大便不通，舌苔灰黄者，小承气汤加槟榔、青皮、元明粉、生首乌等，轻而下之。湿热用下，与伤寒不同，叶天士曰："伤寒邪热入里，劫灼津液，下之宜猛，此则湿邪内搏，下之宜轻，伤寒大便溏为邪已尽，不可再下，湿热大便溏，为邪未尽，必大便硬，慎不可再攻，以粪燥为无湿也。"此历验所得之言，学者不可忽视。至于头身重痛，舌白不渴，面色淡黄，胸闷不饥，午后热盛，恶寒者，湿重热轻也，吴氏三仁汤和肺胃，利湿热，使氤氲之邪，化气而解。

（四）夹食滞

秦皇士著《伤寒大白》，认为在外感六淫中，注意夹食。温病在伏热未发之前，饮食当无节戒，然肠胃消化已起障碍，及其发也，必与食气互结，然势更盛，郁于胃中，则有胸脘满闷，烦躁懊恼，恶闻食臭，舌苔厚腻，或白或黄，或生芒刺之主症。宜以枳实栀子豉汤加菖蒲、莱菔子、玉枢丹等治之，消食透热。腹满大便不通，栀子厚朴汤加大黄，随证治之。

（五）夹痰水

《黄帝内经》说："饮食入胃，游溢精气，上输于脾，脾气散精，上归于肺，通调水道，下输膀胱。"盖肺胃受热则津液被灼，变成黏痰，痰火胶结，闭塞络脉，气机不宣，则水液停滞，遂成夹痰夹水之证。然有气病与血病之辨。王孟英云"凡视温病，必察胸脘，如拒按者，多挟痰湿"，此时舌苔必黏滑；渴喜热饮，呕吐哕恶，或咳嗽喘促，皆为气分热病夹痰水之证。治宜通络消痰，降气清热，如贝母、竹茹、旋、蒌、冬瓜仁、丝瓜络、雪羹、小陷胸汤等类。若舌绛，望之若干，扪之原有津液，叶氏谓津亏，湿热熏蒸，将成浊痰，蒙蔽心包。又舌绛而鲜，王孟英谓为有痰证据，非郁金、菖蒲所能开，须用牛黄丸、至宝丹等开其内闭。甚者舌蹇语涩、目睛直视、牙关紧闭，必须竹沥、姜汁、安宫牛黄丸、紫雪丹，豁痰开窍，通络透热。

（六）夹气郁

情志不遂之人，喜怒无常，悲思过度，其气机常觉不舒。一旦伏热内发，难以宣达于表，于是热郁于里，盘踞胸胁，必见胸胁苦满，上气喘急，症状颇似夹痰，然彼则舌苔厚滑，此则舌苔干薄，宜以贝母、桔梗、花粉、竹茹、栀子、枳实等治之，开郁泄热。热甚而舌光如镜，胸闷欲绝，大渴干呕，此津液干枯，肝胆之气，郁而上逆也。与西瓜汁、鲜生地汁、甘蔗汁滋养胃液，磨服郁金、木香、香附、乌药等辛香行气。

（七）夹血瘀

叶氏谓："热传营血，其人素有瘀伤宿血，在胸膈中必挟热而搏。"又曰："瘀血与热为伍，阻压正气，遂变如狂发狂。"前者是言血瘀于上，必有胸中满痛，陶氏所云血结胸者，宜琥珀、丹参、丹皮、桃仁、赤芍。后者是血瘀于下，必有小腹硬满，小便自利等症，轻者宜琥珀二钱，赤芍一两；重者用鞠通加减桃仁承气汤下之。又温病蓄血，与伤寒颇有异同。盖彼则专攻实热，抵当汤丸，不嫌其峻。此则照顾阴虚，犀角地黄汤往往获效；如不效，则用桃仁承气，亦当化裁加减。

三、辨证施治纲领

《伤寒论》所述之症状，俱由六经病变产生出来，故仲景立六经（三阴三阳）以为辨证施治纲领。温病为五种伤寒之一（出自《难经·五十八难》）。而《素问·热论》有云："人之伤于寒也，则为病热。"又曰："热病者，伤寒之类。""为"字、"类"字，说明热病有由伤寒变出。而温病与伤寒同属外感客邪传变之病症，其受病部位，当不能越出六经范围。然后世温病学说，不分六经辨证，此何故哉？盖伤寒与温病，传变不同，症治自异。伤寒从外入。自阳传阴，随经变病。黄元御所谓风寒传阳明则热，传阴经则寒是也。温病（伏气）多从内发，从里达表，始终皆热，只有变证（表热证变里热证），而无随经变病（热不可以变寒）。间有外感风温，由口鼻或皮毛袭入，初病在表，与伤寒同。然变热最速，又与伤寒留恋在表，然后化热入里者异。因此温病之发也，虽见六经形症，而不随六经之序而递传。如昏蒙谵妄、溏泄黏垢、喉胀肢瘈、齿焦舌缩、斑疹吐衄等症，无不可以同时并见。热势充斥内外，混合阴阳，无复六经可以划分，安得仍立六经辨证。吴鞠通强分三焦，概括脏腑理络、六经与卫气营血，而自立体系。孰知牵强附会，缺乏生理基础，对于病变症候，不能作病理解释。其书内容，只知温邪受自口鼻，直行中道，而不知尚有受自皮毛，内传入肺者，故对于表病治法，不无缺略。肝病位居胸胁，而归纳在于下焦，改经从己，理无依据。又将《黄帝内经》十二经脉，与《伤寒论》之六经，混为一体，造成伤寒传足经不传手经，温病传手经不传足经之谬论。总而言之，吴氏三焦传变与仲景六经，作横与竖之对峙，违背热病是伤

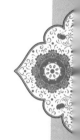

寒之类及温病由伤寒变出之理,以板法治活病,施诸实用,未见其可。叶天士根据六经辨证之精神,不囿于六经传变之圈套,化裁变演,而以卫气营血为纲,统括脏腑经络、阴阳气血,理论结合实际,较为精简明确。《温热论》云:"温邪上受,首先犯肺,逆传心包,肺主气,属卫;心主血,属营;辨营卫气血与伤寒同,若论治法,则与伤寒大异。"又曰:"病在卫,汗之可也,到气才可清气,入营犹可透热转气,入血就恐耗血动血,直须凉血散血。"前段指导辨证之方法,后段说明施治的原则。夫卫与气之本质,俱为气体,属阳;营与血之本质,同为液体,属阴。温热之病,不伤其阳,则伤其阴,划分卫气营血辨治,即以阴阳为纲领。如果温邪犯肺,所伤在卫,卫主表,统于太阳,故发热恶寒与太阳伤寒同,治法俱用汗剂。但伤寒用辛温,温病用辛凉。若病伤在气,气主里,关系在于阳明,故发热而渴,不恶寒,与阳明热病同,治法俱用清里。至于气病流连三焦,症见往来寒热,亦与少阳伤寒同,而其治法,则伤寒用和解表里之半,温热则分消上下之势。若逆传心包,病及营分,夜热甚,烦躁不寐,相当于少阴病,心中烦,不得卧,彼则滋阴泻火,此则清营透热,使热邪转出气分。若病伤血分,症见烦躁惊狂、昏谵痉厥、吐衄便溺血,治用凉血散血。邹润安有云(《本经疏证》):"三阴之热,无不伤气,三阳之热,无不伤血。"换言之,气分统三阳,血分统三阴,而气以统卫,血以统营,辨营卫气血,比之六经,尤为精简扼要。

以上所论,对温病的体系虽然未够完整,但择要取精,可供学习参考。

本文原载《广东中医》,1963,3:11

刘赤选老中医对"流脑"、肺炎、痹证的辨治经验

鲁　添

刘赤选老师是中国人民政治协商会议第五届全国委员会委员、广州中医学院顾问，现年八十三岁，他从事中医教学工作已五十年了，对中医学有较高的造诣。这里将刘老对流行性脑膜炎、肺炎和痹症的辨治经验，作简要介绍。

一、对流行性脑膜炎的辨治经验

本病由于温热之邪，热伤神气所致。临床上分五个时期辨治。

（一）轻热期

（此期时间很短，尚未及诊治而症已转变，故临床容易被忽略）

症状：初起 1～2 日间，微热或发热（在 39℃以下），稍觉头痛，以项强、嗜睡为特征。常伴有呕吐，不能食。舌质红，苔薄白或微黄，脉浮数。刘老认为，这时期热初在表，伤及卫气，影响精神虽不大，但其发展趋势实向心神进攻，故见项强、嗜睡等症状。

这时尤须注重临床鉴别诊断：患者舌质红，苔薄白，脉浮数，是温邪在表的"脉症"，与风寒在表的脉浮缓、舌白润有所区别。盖寒邪伤人阳气，热邪伤人阴液。伤阳气、伤阴液俱能令人呕吐，不欲食，唯从上述脉症以别之。

治法上，刘老喜用苇茎汤去桃仁，加杏仁、滑石、竹叶（或竹茹）。薏苡仁可用至一两。认为此方清平甘淡，能退热保津。方中薏苡仁、竹叶通利经络，治颈项强，苇茎、冬瓜仁生津清热。呕吐者加竹茹，嗜睡者加竹叶以清养元神。

在治疗过程中，注意忌用辛燥药如麻黄、桂枝、羌活、防风、葛根、柴胡等，恐其助热、劫津；苦寒药如黄芩、黄连、知母、黄柏，恐其冰伏热邪，伤其中气。

（二）高热期

症状：突发高热（稽留性高度热）、头痛加剧为特征。烦渴倦睡，间有谵语，或出现白痦，为水晶色，多在颈项、胸腹（这时呕吐大都停止）。脉洪数，舌质边红紫而苔黄。

刘老强调认为：邪初在表，治不如法，则热势披猖，由微热突变壮热。火热之邪上冲故头痛加剧，扰害元神故烦躁倦睡，劫伤津液故口渴引饮，内迫心神故神昏谵语。其所以见白痦者，以热毒内蕴、不能从表透解之故。

治法：应以辛甘苦寒重剂为宜，刘老喜用余师愚《疫疹一得》中之"清瘟败毒饮"，加减化裁，可收良效。此方是白虎汤、三黄石膏汤、犀角地黄汤三方合剂而成，能清十二经火邪。以退热为主，故重用石膏，其次则犀角、黄连，清解热毒，玄参、生地以养其阴，使热退阴滋，不致热毒内陷，变成险逆之证。

（三）昏谵期

症状：夜热甚、心瞀、烦躁、神昏、谵语、间有瘛疭，舌绛为特征。脉细数。

刘老分析：热入阴分，故夜热甚，毒陷心包故心瞀，神明受困故烦躁昏谵；苔黄转见舌绛，乃因于血受热迫，脉络充血之征。显示热邪已离气分而入血分，但尚未走窜经络，故间有瘛疭，未呈痉厥；脉细为阴血虚，数为热邪盛。

治法：（1）清血解毒为主，选用清宫汤、清营汤加减化裁。

（2）芳香开窍为主，则选用紫雪丹、安宫牛黄丸、局方至宝丹等治疗。

刘老强调指出：清宫汤、清营汤均有犀角，是临床治疗神昏谵语之主药；而清营汤中的黄连，也是治疗此症的要药；紫雪丹治暑热内闭，舌绛而鲜，神昏谵语，滔滔不绝，或舌蹇语涩，四肢厥冷；安宫牛黄丸是用以治疗湿热（或痰火）内陷，舌绛而黏胶秽浊，时发谵语的；局方至宝丹则用治风热内陷，舌绛烦躁，神昏不语，形如"尸厥"的。以上三方皆芳香开窍，苏醒元神，但其功用同中有异，当临床辨证明晰下区别运用。

（四）痉厥期

症状：久热不退，四肢厥冷，猝然昏迷，不省人事，数日或十余日不苏，四肢抽搐，角弓反张。硬直性痉挛与频频四肢震颤性抽搐两种情况均存在。或口眼歪斜，两目直视与上视等。脉弦数。按临床经验认为，舌绛不燥者可生，淡晦无神者多死。

刘老分析：热邪走窜经络则发痉，迫乱神明则发厥，痉、厥并至，热盛伤阴，阴虚则阳亢，临床当细参其他脉症，别其虚实进行辨治。

治法：（1）息风镇痉，清热养阴，当选用羚羊角、钩藤为主药，雷少逸《时病论》中之"却热息风法"加减（羚羊角、钩藤、菊花、天麻、麦冬、生地、知母、甘草）取效。若频频抽搐则加生地龙一条，洗净，擂烂，冲服。

（2）止痉散（《六科证治准绳》），专治腰背强直及头项强痛，就是用蜈蚣、全蝎各二分，研末，冲服。

（五）衰脱期

症状：大热已退而手足心仍热，心悸神昏，震颤耳聋，无力抽掣，脉虚弱或结代，舌绛，苔少。

刘老分析：本病末期，热邪虽退，而真阴未复，心肾精血亏损，余热羁留不去，所以手足心仍热；阴虚无气，故舌绛苔少，脉虚结代；元神衰疲，故神瞀耳聋。

治法上当以滋阴潜阳为主。刘老喜用三甲复脉汤、大定风珠（《温病条辨》）为代表方。认为本病这时已是虚多热少的坏症，虽有抽搐痉挛，也不能用羚羊角、钩藤，再泄阳气；应用厚浊填阴，息风潜阳，镇怯固脱，使阴平阳秘，余热自然化解。

二、对肺炎的辨治经验

本病由于肺经伏热，失于升降，气逆喘咳，形成四个时期的症状，刘老分期辨治如下。

（一）微寒发热期

症状：咳嗽，咯痰带血，引膺胸胁背痛，以喘急为特征，微寒发热，冷汗自出，热退复热，苔白或微黄，脉右寸独大。

刘老分析：热邪壅盛，肺气膹郁，奔迫于口鼻而出，形成喘急的主症，若得咳嗽、咯痰，其气则稍顺，盖咳为强烈呼气，有排除病邪的能力，喘则呼多吸少，抗病无权，可能导致窒息，咳嗽尤为严重。热郁于里，气机不能畅达于外，故感恶寒，热退复热，由于汗出热退，汗止而热复增，有层出不穷之势。咯痰带血，膺胸胁背俱痛，或痛定一处，都是痰火郁结肺络之征。右寸独大，是肺热极盛，其余浮洪滑数，亦为肺热例证。

治法：疏风降火，以麻杏甘石汤(《伤寒论》) 为代表方。有稠痰者加生蛤壳、浮海石、贝母等类。

刘老认为：里热郁结与表邪郁内热不同，它的表现微寒，是在汗出之后；麻黄，不配桂枝则发汗之力不峻而定喘之功独宏，石膏清降肺火，亦为定喘要药，二物合用，宣降肺气，使风火内郁之邪分利而解，杏仁、甘草也有定喘和中之作用，故为本病要方。

禁忌：辛燥助热、苦寒冰热、温补困热之品俱当禁用。

（二）痰火郁热期

症状：咳嗽、咯稠痰（黏腻胶韧）、烦闭气喘为特征。午后热甚，面色潮红，胸部微痛，咯血吐血，舌红苔黄腻，脉滑数。

刘老分析：此是痰热壅塞气管，虽比上症较急，而病情较杂，午后阳气当升，是以热甚面红，热为痰郁，是以烦闷气喘，余时则热降、喘少，则病非严重。但韧痰难泄，热久不除，终必伤津耗液，肺气不化，形成虚中挟实。舌红苔黄为热，而苔腻脉滑为痰。

治法：清肃肺气，消痰降热。刘老喜用川贝、天竺黄、竹茹、竹沥、冬瓜仁、丝瓜络、北杏、枇杷叶、苇茎、旋覆花、瓜蒌壳、雪羹（马蹄十个，海蜇四两）水煎。

刘老分析：诸药甘平清淡，能稀释韧痰，清气降火，不苦不燥，没有破气劫津，助热凝痰之弊。

（三）热伤津气期

症状：高热喘急，烦渴多汗，鼻孔煽动，脉浮大而芤，苔干或黄薄或白。

刘老分析：高热喘急，肺体变硬，气管枯瘪，呼出之气急而粗、吸入之气短而少，形成浊气壅塞，清气失养，甚则努挣鼻孔，以求多吸清气，形成鼻孔煽动，有窒息之虞。

治法：当清肃大热，养气生津，以白虎加人参汤为主方；鼻孔煽动，加羚羊角。

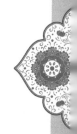

刘老认为，高热烦渴，已具大热伤津之症，肺体必呈枯硬，出汗过多，津气耗泄，气管呈枯瘪，形成大热不退、津亏气亡之候，此时非白虎不能退邪热，非人参不能养津气，鼻煽喘息，非羚羊角不能息风定喘，杜绝窒息之殃。

（四）衰脱期

症状：烦热已退，喘急转缓，脉重神倦，呼吸微弱，舌绛苔少而干。此属热解而津气不复之危证。

治法：养气生津。因其虚脱，以生脉散为主方。

分析：此时津气虚脱，伤阴亡阳，古人用生脉散，但在临床上，麦冬仍嫌滋腻，呆滞气机，五味子尚有温敛，恐助热邪，唯独参汤直救津气，对虚喘者取效尤捷。

三、对痹证的辨治经验

（一）血虚性风湿痹

症状：四肢酸软，关节烦痛，难以伸屈，或肿或不肿，遇冷则发，久不断根，游走不定，舌质淡红而润，脉弦缓而弱。

治法：独活寄生汤加减（《汤头歌诀》汪昂）。

刘老分析：方中有四物汤，活血补血；桑寄生养血祛风，能消皮肤之肿；独活、防风、细辛、桂枝、川芎俱能走经络、去风邪；而独活、桑寄生同用，尤能镇关节的疼痛；茯苓健脾渗湿；秦艽养血脉、祛风湿，两种作用兼而有之，唯大便溏泻者禁用；杜仲、牛膝壮筋骨；人参、甘草补中气。肌肉麻痹者以防风为主；四肢酸软者以桂枝为主；小关节痛以细辛为佳。本方去桑寄生加黄芪、续断，名三痹汤，对气血虚弱尤有捷效。若关节痛、远年不愈者，加羚羊骨。

（二）阳虚性风湿痹

症状：面黄，或手足背有浮肿，关节肿痛，活动时更痛，以胃口不佳、饮食减少、神倦脉弱、恹恹欲睡为特征。间有发热，大便不调，或溏或硬，舌淡红无苔而润。

治法：桂枝芍药加知母汤（《金匮要略》）。

刘老分析：此方治脾胃阳虚，不能温化湿浊，故见手足背浮肿；又不能抵抗风邪，以致风与湿合，流于关节，故见关节疼痛。重用附子为消肿镇痛之要药。

（三）温热痹

症状：腰背强痛或胸腹四肢上下各处痛，脉弦数，舌红，苔厚或白或浊。

治法：痛风方（《汤头歌诀》汪昂）化裁。

刘老认为此方燥湿清热，祛风去瘀。治湿热痹着关节、剧痛难忍。唯龙胆草清热镇痛有捷效。

（四）痰火痹

症状：关节游走剧痛，不得伸屈，发高热，烦渴不得眠，舌苔白滑黏胶，脉浮弦而数。

治法：消痰清火。刘老喜用老桑枝、薏苡仁、丝瓜络、徐长卿、苇茎、冬瓜仁、竹茹、豨莶草、龙胆草。

刘老分析：痰火郁结，经络痹阻不通，关节烦疼，用徐长卿、豨莶草通利血脉，龙胆草消关节的热肿，冬瓜仁稀释痰火的胶结。其余各药都有消痰清火、走泄经络的作用。

本文原载《新中医》，1978，4

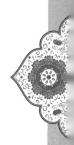

肺痨的辨证施治

广州中医学院　刘赤选

肺痨又名肺结核，近代医学认为它的致病因素是结核杆菌伤害肺体而定名的。中医有关本病的辨证治疗，大抵散见于历代有关血证论中。《金匮要略》有"吐血、咳逆上气，脉数有热，不得卧者死"。此条所叙证候，及其转变的次序，征诸临床，与肺结核病的过程大致吻合，因而是为探讨张本。兹分四个阶段叙述如下，作抛砖引玉之举，为大家提供参考。

一、辨证施治

（一）咳血期

以吐血或咳咯痰血为主症。

（1）辨证关键：本期证候，有突然吐血，其色鲜红，分量多少不一，继则咳逆咯痰带血，时发时止，此因病邪侵及肺体，气机不舒，郁而为热，热灼津干，肺体枯燥，治节失权，引起肝火上炎，与痰水相搏，结成胶韧稠浊之顽痰，其质如蜡，以黏着脉络，于是血瘀热逼脉管破裂，轻则咯痰带血，重则吐血。失血之后，不能与气相调，气遂上逆而咳嗽不休。

又有经常咳嗽，频咯清稀泡沫的痰涎，久则咯痰带血，或吐紫红色血，初次量少，再次量多；久则吐血不止，因此久咳伤肺，不能温化气液，以致痰水停聚，又不能温行其血，以致血液凝泣，于是痰瘀互结，肺络壅塞，亦致血管破裂，出现吐血咯血之症。前者俗称红痰伤，指其因吐血而引起痰咳，其病多属于热，后者俗称白痰伤，指其因痰咳引起吐血，其病多属于寒。先血后咳者，病急势危，先咳后血者，病慢势重。夫咳嗽本为强烈呼气，属呼吸不利之病，但亦有显示抗病有力。若咳声轻松，痰易咯出，则病随咳减，其症不逆；若久咳声紧，痰难咯出，则肺体劳瘁，以致痰涎壅塞，变为呼吸困难，此时咳嗽反为减少，转入喘咳上气之期，不论有血无血，其病情变化，已趋严重，不可以其咳嗽减少为好转，而当以其由咳变喘为恶候。至于吐出之血，色鲜红或紫者，气血未败，尚有抗病能力，可用养正却邪；若吐粉红色血（方书称白血），是败津坏血，黏痰浊液积着肺体，多属不治。整个病期伴有膺、胸、背压痛或时刺痛，是肺络为风痰所痹，瘀血所塞，而气血又呈衰弱，不能畅通脉络，不通则痛之故。颜面苍白者，气血虚败也，青黄者，气血虚郁也，形体消瘦、精神疲乏接踵而起。此期脉象，以弦为主，每兼细数，或呈虚弱。盖肺主气，百脉俱朝宗之，今病邪壅结，气血郁滞，故脉应之而弦。若久郁生热，热伤其阴，又兼细数，唯久咳而吐血不止，必致气血虚败，脉变迟弱。总而论之，从形症色脉合参，乃可掌握病变之机理。

（2）施治法则：以润肺开郁、平肝化瘀、消痰利水、清热祛风、温敛气血等法组合为方，随症施治，王海藏紫菀汤或《金匮要略》中的柏叶汤加减化裁，为镇咳止血有效方药。

紫菀汤去知母、人参、五味子，加白芍、仙鹤草方：紫菀五钱至一两、贝母五钱至一两、茯苓五钱至一两、阿胶（烊化）二钱至四钱、炙甘草三钱、桔梗四钱、白芍五钱至一两、仙鹤草四钱。

加减法：久咳不止，加款冬花、桑椹子各四钱，龙腷叶三钱；结痰不解，去阿胶加天竺黄五钱；吐血多，加侧柏叶、茜草根、旱莲草各三钱，田七二钱；吐白血，加百合一两，白芨末二钱，分4次冲服；胸膺背痛，去桔梗，加鹿衔草四钱，桑寄生一两。

煎服法：用水4碗，煎至碗半，分2次服，隔3小时服1次。

加减柏叶汤方：侧柏叶三钱、祈艾叶三钱、炮姜三钱、童便一盅。

煎服法：水2碗半，煎至1碗（八分满）和童便温顿服。

按语：此期病变，总由病邪浸渍肺体，以致气机郁燥，痰火凝结，脉络瘀塞，于是火炎上冲，故咳逆吐血，病久则肺体干燥，甚或溃烂，方以紫菀为主，有开郁润肺、活血去瘀之功，而无破气耗血之弊。佐以款冬花之温润，桑椹子、龙腷叶之清敛、养肺气、镇咳逆，而不助热困痰，贝母、桔梗解痰火之郁结。初病时，肺气未弱，可用浙贝母泄胶韧之顽痰；久咳则气虚肺燥，用川贝母合天竺黄，化痰生津，又合茯苓化气利水。膺胸背痛者，去桔梗加鹿衔草、桑寄生祛风痰之痹，养气血之虚。甘草、白芍平肝清热、滋养血液，为阴虚火炎迫血上溢之治本主药。又以阿胶、墨旱莲滋填血脉。侧柏、茜草降火宁血。仙鹤草、田七化瘀清血，共奏止血之功。吐白血者，肺体溃烂，加百合、白芨，生肌去腐，填补损伤。唯咳嗽吐血，久而不止，脉细弱、面色淡白、四肢清冷，此则血脱气虚，肺寒血瘀，非本方所适应，宜与柏叶汤。柏叶肃降肺气、宁血镇咳，艾叶活血、温通经脉，炮姜温敛溃烂之伤口，童便滋养津气、化痰消瘀、引血下行，使小便通利，则气血不致上逆，久患吐血不止、咳逆者，可获相当之疗效。

禁忌：此是慢性重症，痰火虽盛，而气血本虚，苦寒伤里之药，容易导致血脱气虚，若无潮热面赤，则知母之凉润微苦，也当慎用。余如黄芩、黄连、芒硝、大黄，概属禁例（病至胃肠结成实热者例外）。至于辛温发表，如桂枝、麻黄、姜（生姜）、细辛之类，则又助热动血，耗气劫津，必致阴竭阳厥，变坏尤甚。而温补气血，如当归、黄芪、白术、附子等药，又恐困闭痰火，致使实热内攻，烦躁闷乱，立告危亡。其余养阴补气，如人参、麦冬、五味子，虽能补虚固脱，但在吐血咳逆之时，又壅滞气机、瘀塞脉道，必致病无去路，终归不治。紫菀汤原方去人参、五味子正是此意。

（二）喘咳期

以喘咳上气为主症。

（1）辨证关键：此期证候多由久咳转变而来，其病状为吸入之气少，呼出之气多，形成呼吸迫促，有摇肩喘息或鼻翼煽动，若吸不归根，即行呼出，呼吸浅表是为上气。此时或伴有声音嘶哑，喉哽痰鸣，形体日趋羸瘦，间或咳血咯痰，以其脉浮为主，亦有兼数兼迟者。病机转变则以咳松而缓，痰易咯出为顺，有喘无咳，痰难咯出为逆。此因热灼津干，肺体枯瘪，而病毒积结日深，产生顽痰瘀血，填塞气道，以致不能容纳适量之吸气，就要急于呼出。如胃气未衰，饮食尚健，仍可图治，若下利食少，声音不扬，无咳而有热，此胃气虚燥，转入脉数有热之期，病情尤为深重。

(2) 施治法则：以清养肺气、生津化痰、补血消瘀等法组合为方，因症议案，以顺气平喘，《温病条辨》中的沙麦汤去瓜蒌根加南杏仁、川贝母、百合、石斛为有效方药：北沙参一两、玉竹一两、粒麦冬三钱、冬桑叶（蜜炙）三钱、甘草三钱、扁豆（微炒）五钱、南杏仁五钱、川贝母五钱、百合五钱、石斛五钱。

加减法：痰鸣气喘加鹅管石四钱，咳嗽气喘加枇杷叶（蜜炙）三钱，声音嘶哑加雪梨1个（破四片），并随量食生雪梨。吐血、咯血加白茅根一两、海底椰四钱先煎。

煎服法：以水4碗煎至1碗半，分2次服，1天服完。

猪肺汤：治喘咳上气，但坐不能卧。

猪肺1具淘净揸去污液、南杏一两、扁豆五钱、沙参五钱、芡实五钱、百合五钱、玉竹五钱。

煎服法：用水煎汤以佐膳食。

胡桃粥：治饮食减少，气喘下利。胡桃3个（广东出产，5月上市，乡间多有腌制），和白米用水煲白粥3碗，分3次吃下，1天吃完。

按语：此期病变，总由肺体枯瘺，气虚津竭，呼吸失去平衡，以至发生本症。且肃降无权，也有瘀痰郁滞，故以沙参为主，清养肺气，配合百合、麦冬滋润肺体，玉竹生肌长肉，疗肺体之枯瘺，桑叶通络解郁，平其喘咳，南杏有降逆利气之功治上气喘促，唯不可用北杏，恐其破气劫津，川贝母化痰生液，扁豆、石斛健脾养胃，组成清补之方。枇杷叶疏降气机，鹅管石化痰顺气，平定喘咳，各有妙用。若变至声音嘶哑（俗名破金）多死。唯饱啖雪梨，可使声音清响，它有清养气液之功，能润利咽喉（包括声带），化痰去浊。此时吐血，如胸背有痛，是瘀热郁结，用白茅根宣解郁热。若胁肋刺痛，是因肺气虚燥、肝火独盛，迫血上溢，用海底椰清肝润肺，兼能止血去瘀。唯上喘下利、饮食减少是胃气虚馁、水谷不藏，数日之内，立告危殆。胡桃清香扑鼻，滋濇肠胃，有清养气液、化浊止利的作用，以盐腌制又可润肺清痰、降血逐瘀，白粥以增加水谷之气液。组合为方，故能定喘止利、开胃进食。若上气而喘，至不得卧，是肺燥肺萎，与暴病气胀大有天渊之别，用猪肺汤清补凉润，往往取效。

禁忌：忌用苦寒，恐其化燥伤阴，则气耗津枯，喘咳声嘶尤甚，本方去瓜蒌根，正是此意。若误用黄柏、知母（滋肾丸）立见失音者有之。至滋腻之品如天冬、麦冬，生地、熟地、龟板、阿胶、山萸肉、肉苁蓉，亦当慎用，盖恐凝痰滞气，难有转愈之机。

（三）潮热期

以脉数潮热或午后微恶寒继而发热为主症。

(1) 辨证关键：此期在喘咳吐血之后，形体尫羸，神倦好睡，饮食减少，下午微发潮热，病久则热度愈高，特别是在下午六时其热必然显著，半年多死，由微恶寒引起发热的尤为危重，并伴有脉细而数，盗汗热减，颧红烦渴等症。若至舌绛、妄语、夜睡不安者，其死尤速。此因顽痰瘀血与热郁蒸，在下午肺火当旺之时，定期发热，热伤气血，肺体腐败，则寒热交作，故始则恶寒，继则发热，比但发潮热者尤重。至于盗汗热减，是阳气因汗耗泄，阴液随亡，阴阳两亏，热毒独盛，出现脉细（正气虚）而数（邪热盛）之象。颧红烦渴者，病伤及肾，阴亏火炎也。舌绛妄语者，病传于心，血虚热郁也。种种坏症，俱由潮热所引起，故治疗注意退热。

（2）施治法则：以清痰、化瘀、清热、滋阴、补气等法组合为方。四乌鰂骨一芦茹丸加减为有效方药。

乌贼骨（墨鱼骨一具，取其四边色黑而有墨汁的边骨）五钱、茜草三钱、川贝母三钱、糯稻根五钱、夏枯草三钱、冬虫夏草五钱、何首乌五钱、雄蛤蚧一只，煎服法：3碗水煎至1碗，温服。

加减法：颧红烦渴，加元参三钱、麦冬三钱、生地六钱。舌绛谵语，加麦冬三钱、西洋参三钱、黄连一钱，莲子心五分（1分约等于0.3克）另研冲服。

按语：此期病变，总由痰血瘀热的郁蒸，变出种种坏症，以乌贼骨、茜草消痰化瘀、活血解热，佐以夏枯草、川贝母除痰清火，糯稻根清养肺气，也有退热之功能。冬虫夏草、蛤蚧滋阴扶阳，何首乌补益血气、调和寒热，使阴阳气血得补，寒热俱退，其他各症亦可以迎刃而解。颧红烦渴者，加麦冬、元参、生地滋肾养肺，以战上炎之火。舌绛、妄言者加黄连、莲子心、麦冬、西洋参清心火、养神气，以泄血中之热。

（四）濒死期

前三期主症具备，加以不得卧者。

辨证关键：此期病变，至不得卧，其因有二：一是脏阴亏极，肺热叶焦，治节失权，气逆喘嗽，故但坐而不得卧，或左右睡卧，俱不安息，于是神衰气绝，呼吸不调而死。二是痰瘀乘肺，堵塞气管，着左卧或右卧，俱见压痛，导致呼吸不舒，平卧则气逆喘促，渐至窒息而亡，但未具备上三期之主症，前者予独参汤（高丽参三钱隔水炖服）或可取效于一时，后者予田七末三钱冲服，止痛去瘀。

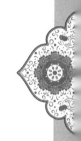

二、休养与营养

本症是慢性病变，唯有保养精神，调和饮食，使气血活动流通，以配合治疗，控制病之发展而逐渐痊愈，不致出见各期症候。《黄帝内经》云："恬淡虚无，真气从之，精神内守，病安从来。"此虽为预防一般疾病而言，但患了本病，尤当注意之，俞东扶又谓：清心寡欲，乃本病无形之方药。如早卧早起，夜半（晚上12时）必须入睡，以节制五志之火，不使内燃犯肺，平日必做适当活动，吸取新鲜空气，清涤肺体，以防止他病并发。这样休养则精神舒适，气血调畅，使其适应病情不遭夭折。至于饮食营养，则以淡薄清润为主，常食旱莲草粥，防止吐血，余如甘脆肥腻之品，足以障害胃肠的消化，积聚痰火，煎灼气血，直接则削弱抗病之能力，间接则助长病邪之滋生，例当禁忌，以上所言，仅提其要，余不尽录。

本文原载《广东医学》，1964，2：5－7

中医对乙型脑炎的诊疗方法

广州中医学院　刘赤选

乙型脑炎在中医文献中未有明显记载，我近年与某单位合作治疗这个病约有 160 余例，按照中医温病学说辨证施治的方法，针对该病辨证用药，疗效良好，后遗症也很少，仅将治疗过程择要总结如下，聊供研究者参考，但简略谬误之处在所难免，敬希指正。

一、分期

本病由于外感暑热之邪或挟风挟湿，伤害人身气分，内陷营"血"，扰害精神，始终俱见神机病变的主症，兹归纳为五个时期，作不同的诊治。

（一）轻热期

此期过程很短，在 1~2 日之间，往往未及诊治，即已转变，因此，病家、医家容易忽略。

（1）症状：初起发热（在 39 ℃以下），间有微恶风寒，稍觉头痛，以颈项强直及嗜睡为特征（此症若在小孩，不知自述其苦，而护理人员亦很少注意，因此医家若觉其热度虽轻，而精神不克支持，神疲嗜睡，必要抚摸其颈项的或软或硬，始可看出病情），伴有呕吐不欲食，脉浮数，舌边红，苔白薄或微黄略干。

病变机理：热初伤气，势虽未盛，即已影响精神，出见嗜睡头痛、颈项强直的神机病变和舌边红的营（血）热病变，可知其病的发展趋势是由气分感热传入营血（营血伏热，发出气分亦有之），内向心神进侵，神受刺激，萎靡不振，故恹恹嗜睡，营血受热邪蒸迫，血液沸腾，脉管充血，故舌边色红，经输不利，筋肉随之拘急，故颈项强直，此理既明，可以掌握病机，对症用药，消除主症，其余各症亦迎刃而解。

鉴别诊断：风寒在表，伤及经输，也有恶风发热、头项强痛（太阳病）或颈项强痛（少阳病）的症状，伤寒论已有记载，但风寒病脉必见浮缓或浮紧（太阳病），或浮细而弦（少阳病），与温热病脉之浮数者大相径庭，且风寒病舌苔白薄而润，多无苔垢，舌四边不红，又与本病有所区别。至于寒伤人身之胃气，热伤人身之胃液，俱能影响饮食，所以呕吐不欲食的症候，寒病热病，俱可出现，临症时不可以此判断寒热。

（2）治法：清热养神，宣通经窍。

方药：苇茎汤加杏仁、滑石、竹叶。苇茎三钱、冬瓜仁一两、桃仁三钱、生薏苡仁一两、北杏仁三钱、滑石六钱、淡竹叶三钱。水煎服。方中分量，因人因地，随症加减，但生薏苡仁必须重用，有呕吐者，加竹茹三钱。

方中苇茎、滑石、冬瓜仁、生薏苡仁、竹叶皆甘平清淡之品，有退热邪、养神气、消风渗湿的作用。凡热挟风湿，郁于气分，出现发热畏风头痛等症，俱宜清解。淡竹叶清利神窍，为消除嗜睡主药，与生薏苡仁、桃仁合用，活血去瘀，通利经络，弛缓筋肉的拘急，可治颈项强硬。竹茹舒胃络、止呕吐，杏仁降利气机、振食欲，组合成方，可以控制病邪的发展，使其转愈。

禁忌：误用麻黄、桂枝、生姜、细辛、防风、羌活、葛根、柴胡等辛温发汗，苦燥劫津，即伤阴助热，可能导致目暝不寐，鼻干衄血，涕泪俱无，喉痛声嘶等变症。

早用黄芩、黄连、知母、黄柏等则苦寒伤气，冰伏热邪，又会变热不外泄、心悸神怯、气息恹恹、口不能言等症。

（二）高热期

此期病程较长，变症亦多。

（1）症状：突发壮热，稽留性高度发热，在40℃以上，每天仅有很短时间汗出而热稍退，汗后持续发热，体若燔炭（超过四天后，则病势难愈）。不恶寒，头痛加剧，甚则如刀劈是为本病特征。烦渴倦睡，间有昏谵，颈项胸背、腹部四肢出现白㾦，如水晶色，此时呕吐多已停止，脉弦数，舌苔黄，四边红紫。

病变机理：热初在表（气分之表），向里进侵，劫灼津液，扰害元神，症见烦渴倦睡。若失于治疗，致使热势披猖，内外热盛，故微热突变壮热，且不恶寒。火邪上炎，故头痛如劈，神明被热邪困迫，蒙昧紊乱，故神昏谵语。其所以身发白㾦者，由于郁热蒸迫，汗出不彻，徒耗气液，而热邪不为汗衰。白㾦如水晶色，脉洪数，苔黄舌边紫者，阳邪当盛，不失为实热之症；若白如枯骨色，脉弱肢冷，舌红苔少，热度虽已降下，但气液枯竭，已转属虚脱之候，此时呕吐突然停止者，多因热盛气痹，宣降失职，任由邪热之盘踞，而无反吐作用故也。

（2）治法：辛甘苦寒重剂，以清热养阴，解毒通神。

方药：清瘟败毒散（参余师愚《疫疹一得》）。石膏六两、犀角六钱、川黄连四钱、栀子三钱、知母四钱、元参四钱、连翘三钱、甘草二钱、竹叶二钱、黄芩三钱、丹皮三钱、桔梗三钱、赤芍四钱、生地六钱。煎服法：先煎石膏数十沸，后下诸药，犀角磨汁和服。

本方是白虎汤、犀角地黄汤、芩连凉膈散去芒硝、大黄三方加减化裁而成。方中重用石膏，配以知母、甘草，辛甘凉润，清肃大热，锁养元神，且能生津止渴，使壮热迅速减退，佐以黄芩、黄连、栀子，苦寒降火，彻底消灭火毒上炎之头痛与烦躁失寐。犀角解毒通神，清除败血之热，合赤芍、丹皮，凉血散血，不使热邪血瘀上冲心神，实有消除昏谵作用。生地凉血滋阴，合元参柔润多汁，滋养周身血液，为扶正祛邪之本。唯是热盛气痹，又恐诸药呆滞失灵，于是佐以桔梗，开郁解结，活泼气机，运载药力，以透达病所，泄其热邪。竹叶、连翘轻清微苦，宣降浮游走窜之风热。是方全面兼顾，《温热经纬》谓其能泄十二经（即周身）之火，故用治本期阳热极盛之症，确有捷效。

（三）昏谵期

此期证候有由外感传变或伏热内发两种来源，前者病程较短，后者病程较长，以后者为阴虚体质、热难透出之故。

（1）症状：夜热甚，心翳烦躁，以神昏谵语、舌质绛色为特征，脉细而数，间有肢冷瘛疭者。

病变机理：此即热入心包、神明内闭之病，心主血而藏神，心热则血液受焚，脉管充血，舌为血管丛聚之地，亦是心之苗窍，故脉管充血必显见于舌，而呈现鲜红的绛色，血为阴液，今热灼其血，则躁扰不安无以休养生息，故夜热甚。又热闭心包，神明受其刺激，则心翳烦躁，受其困扰则谵语昏迷。然有谵语而不神昏者，问之即答，呼之即醒，并具阳明实热内结证候者，是胃肠结热、上冲心神之故，如此病机不属于心。若问之不答，呼之不醒，懵然罔觉，谵语滔滔者，此神明尽闭、热陷心包之候，两者必须细辨，方不误治。脉细为血虚，数为热，细数并见，热陷血中，阻塞心脉。心气不能运行其血，温行四末，营养其筋肉，于是四肢厥冷，时发瘛疭，将变痉厥之先兆。

（2）治法。

①清热，养阴。

方药一：清宫汤（《温病条辨》）。元参心三钱、莲子心五分、竹叶卷心二钱、连翘二钱、犀角二钱（磨冲）、麦冬（带心）三钱。

按语：此方以犀角为主，解毒通神，透出内陷心包之热，专治烦躁昏谵，所佐诸药，均连心用，使滋阴清热之中，复具有通心脉、养心神之作用。

方药二：清营汤。犀角三钱（磨冲）、生地黄五钱、元参三钱、竹叶心一钱、麦冬三钱、丹参二钱、黄连一钱五分、金银花三钱、连翘五钱连心用。煎服法：水8杯，煎取3杯，每次服1杯，日3服。

按语：本方以犀角、生地黄为主，凉血解毒，元参、麦冬滋生血液，佐黄连泻心火、清心神，丹参活血化瘀，泄血中之瘀热，金银花、连翘、竹叶心清芳微苦，以泄营热，组合成方，可凉血散血，养阴清营，使营分之热，透出气分而解。

②芳香开窍。

方药一：紫雪丹（《普济本事方》），专治热毒内闭，出现舌绛而鲜、神昏谵语、滔滔不绝或舌謇语涩、四肢厥冷者。本方主用金石清寒之品，配以芳香通神之药，消解暑火热毒，有穿经透窍、从脏腑经络泄出邪气的作用。

方药二：安宫牛黄丸（《温病条辨》），治湿热痰火内闭包络，出现舌质紫绛、秽浊胶黏、烦躁闷乱、神志昏沉、时发谵语者。本方主用苦寒泻火，芳香化浊，清养神气，配合为方以透泄湿热浊痰之蕴结，震摄元神之虚怯，所以专治痰热内闭，浊邪蒙绕清神，烦躁闷乱，神志昏沉，模糊不清，间发谵语者。

方药三：至宝丹（《太平惠民和剂局方》），治风热内陷心包，舌绛烦乱，神情昏聩，不知不语，形如尸厥者。

按语：本方荟萃芳香之品与清凉镇静之药，组合并用有搜剔幽隐诸窍、透泄风热病毒和安镇元神的作用，凡风热内闭、神气外脱出现神机麻痹、运动感觉皆失其灵、不知不语状如尸厥者，皆可选用，然必需舌绛烦乱，表现神气有挣扎之机方可取效，若舌质淡晦、无神倦睡安静者多危。

以上三方必须区别风温、湿温、暑热，对症用药，方能取得苏醒元神的捷效。

（四）痉厥期

此期症状谓之"热动肝风"最危之候，如热势不盛亦有延至十余日然后好转的。

（1）症状：久热不退或突发高热，猝然昏迷，不省人事，手足厥冷，面色青黄或紫绀，数日或十数日不苏醒（厥症），伴有四肢震颤性抽搐或硬直性痉挛，两目直视或上视，牙关紧闭，角弓反张，脉弦数，舌绛而鲜者可治，淡晦无神者多死。

病变机理：风热走窜经络，壅滞气机以致气血不利，而筋肉失其柔养，于是抽掣拘挛而为痉，若风热之邪或挟痰湿瘀塞血管，上冲头脑，迫乱神明以致神机不运，知觉失灵，则猝然昏聩，不省人事。《黄帝内经》谓："血之与气，并走于上，则为大厥。"至于手足厥冷、面色紫绀青黄者则由于血气逆乱，不能按其循环之常序，而畅行于四末。脉弦为痉厥之定脉，其状挺直不柔，欠缺夭娇和缓之势者为血气郁结不舒而风热复乘机肆害所致。然有但厥不痉或但痉不厥者，若痉厥并见则为最危之候。本病舌绛而鲜，脉弦兼数，不失为邪气尚盛之实证；若舌淡晦不荣，脉纯弦而硬则为正气被夺之危候。临症时当参舌脉之变化以断预后。

鉴别诊断：猝然昏厥、不省人事、手足寒冷、脉迟而弱、面色苍白者为寒厥，若下利清谷、汗出不止、四肢厥逆、神志昏沉、脉微细而恶寒者，虽有身热也是寒厥，亦称亡阳，俱与本病作鉴别，辨认一差，生死立判。本病（乙型脑炎）之昏厥由于热邪闭塞，其脉当沉细而数，面色青紫，四肢厥逆又非下利、汗出所引起，因热病肢厥本无下利，纵有下利，其伏热若得外发，则厥利俱止矣。

（2）治法：息风镇痉，清热宁神，养阴凉血。

方药：雷少逸却热息风方（《时病论》）加减。

羚羊角一钱（用水2碗，慢火另煎至半碗和药）、钩藤四钱（后煎）、菊花四钱、天麻二钱、麦冬三钱、甘草一钱半、生地黄六钱、知母四钱。

煎服法：水两碗半，煎至一碗（七分满）和羚羊角水，分两次服，频频震颤抽搐者加鲜地龙一条擂烂冲服，腰脊强直、头项强痛、四肢硬直性痉挛者加止痉散（蜈蚣三分、全蝎三分研末冲服方见《六科证治准绳》）。

按语：本期治疗以上述方药为主，方中羚羊角通泄经络脏腑之风热，清养元神，为镇痉回厥之主药。钩藤弛缓经络，舒筋肉之拘急。又以菊花、天麻化风清热、宁神定志，生地黄、麦冬凉血滋阴、补充血液，有柔润息风、甘凉清热的功效，甘草、知母苦甘化阴、壮水制火，退热止渴。组合为方，治热盛伤阴，阴亏阳亢，风火相煽，为痉为厥之险症。震颤抽搐者，元神惊怵，血滞不行，筋肉失其营养，频起不规则之运动故也，加鲜地龙甘凉滑利、滋而不滞，以活泼气机、宣通血液、镇静神志。硬直痉挛者，由于关节拘急，筋肉紧张，故背反肢掣，加蜈蚣、全蝎透泄风热、活动关节，使筋肉松弛，其症自愈。此外，紫雪丹、安宫牛黄丸、至宝丹皆芳香通神，善治热闭昏厥，而紫雪丹、羚羊犀角汤同用尤能痉厥并治，临床时随证选用可也。

（五）衰败期

此为邪气已衰，正气未变，属于末期见症。

（1）症状：大热已退而手足心仍热，心悸，神瞀，震颤，耳聋，瘈疭，抽搐其力不劲，脉虚弱或结代，舌绛苔少。

病变机理：大热已退，而手足心仍热者由于热伤真阴，阴虚阳亢，内风陡起，风火交煽，劫灼心肾。手心名劳宫属心，足心名涌泉属肾，心肾俱热，故热见于此，但此非邪热，而是阳亢阴亏所致之内热。心悸震颤，为血虚气怯之征象，神瞀耳聋，为精神衰败之兆。总之不外乎精神气血俱虚，虚风火内动则发瘈疭，但抽搐之力不够强劲。脉现虚弱结代皆为正虚。舌绛为阴虚血热。苔少则气乏津枯，脉症相参，其为纯虚之症，殆无疑义。

（2）治法：滋阴潜阳，息风化热。

方药：大定风珠（见《温病条辨》卷三下焦篇，药味从略）。

按语：本期病症，大热已退，无邪可攻，但因阴亏阳亢，内火自燃，治疗上应从虚处着眼，大定风珠即加减复脉汤，以大队浓浊厚味之品填补真阴、承制亢阳。龟板、鳖甲、牡蛎潜阳镇怯，务使阴平阳秘而精神乃治。鸡子黄禀元阴元阳之精气，为血肉有情之补品，凡形神气血同时亏损者得此以滋其化源，故为本方之要药。五味子收敛浮散之神气，巩固生机。此方又有柔润息风、甘凉化热的作用，凡虚风火内热，羚羊角、钩藤所不能取者，此方可以平息。喘为肺虚气脱、化源将绝之候，加人参以强壮气机。自汗不止者，气液耗散也，加龙骨、小麦以资补啬，心悸者加茯苓、人参、浮小麦，强壮心气，镇怯宁神。但痰火壅滞、舌苔厚浊、黏滞不快者在所禁用。

二、结语

本病由于热盛伤神，神机病变，故在其发展过程中，各个时期反映出不同的热型为其主症，神明时清时昧为其特征。热势壮盛者急予清凉解热，或佐以透风渗湿，然必需重用石膏，佐以知母，使热退神清，其余各症随之而解。热若昼轻夜甚，谵语神昏，急予芳香开窍，解毒通神，选用紫雪丹、安宫牛黄丸、至宝丹之外，重用犀角，或佐黄连，甦其元神，退其身热，乃可回生。此外则热极动风，风火相煽为痉为厥、时弛时张者又当重用羚羊角、钩藤，镇痉回厥，方不转变坏病。至于热后阴虚、阳失潜藏、虚风虚火、变生痉厥者，非大定风珠、三甲复脉等汤不能挽救。总而言之，诊治本病必须掌握热型的进展和精神的变化，对症用药，方称善治。

本文原载《广东医学（祖国医学版）》，1965，5：16－19

第三篇

刘亦选教授学术思想

1 239 例原发性高血压证治规律分析

刘亦选* 冼绍祥* 刘小虹*

广州中医学院第一附属医院（510405）

摘要 本文对原发性高血压患者 1 239 例进行了回顾性分析，探讨其证治规律。结果表明：高血压病中医病机可概括为"变动在肝，根治在肾，关键在脾"。病理变化规律是，早期以阴损为主，临床多见阴虚阳亢或肝火阳亢症状，中期多见痰湿中阻，后期阴损及阳，多见阴阳两虚症状。辨证论治按阳亢肝火型、阴虚阳亢型、痰湿中阻型和阴阳两虚型 4 型进行。重点在调整阴阳。认为高血压病辨证分型与高血压病病期、并发症、高脂血症、疗效等之间具有密切的联系。

主题词 高血压/中医药疗法；血压/药物作用；心血管疾病/中医药疗法

本文对 1987 年至 1991 年 5 年间广州中医学院第一附属医院原发性高血压（简称高血压病）住院患者 1 239 例进行了回顾性分析研究，初步探讨了其证治规律，现将研究情况介绍如下，以供临床参考。

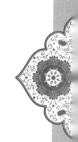

1 临床资料

1.1 一般情况

本组病例共 1 239 例，男 707 例，女 532 例。男女之比为 1.33：1。年龄最小的 31 岁，最大的 85 岁，平均 59.47 岁。职业分布中，工人 141 例，农民 118 例，干部 279 例，退休 579 例，无职业 122 例。病程最短 4 天，最长 30 年，平均 7 年。病变分期中，属Ⅰ期高血压的有 26 例，占 2.10%；Ⅱ期高血压有 907 例，占 73.20%；Ⅲ期高血压有 306 例，占 24.7%。高血压的并发症中，出现心力衰竭的有 22 例，发生率为 1.76%；出现肾功能不全的有 51 例，发生率为 4.12%；出现脑血管意外的有 308 例，发生率为 24.85%。

1.2 四诊情况

临床见症中有头晕头痛（1 082 例），心悸（366 例），偏瘫（256 例），胸闷痛（257 例），便秘（312 例），口干苦（421 例），呕吐（248 例），耳鸣（192 例），失眠（92 例），气促（78 例）。舌象表现中，舌质有舌淡（357 例），舌淡暗（298 例），舌红（907 例）；舌苔有薄白（226 例），薄黄（322 例），白腻（205 例），黄腻（291 例），少苔（220 例）。脉象变化中有弦滑（358 例），弦细（276 例），弦数（207 例），细数（176 例），细弱（247 例）。

2　辨证治疗

在全部病例中，以纯中医治疗的有 418 例，占 33.74%；以中西医结合治疗的有 821 例，占 66.26%。西医治疗除一般治疗外，根据具体病情合理使用降压药物，常用的药物有利尿剂、β-受体阻滞剂、钙通道阻滞剂、血管紧张素转化酶抑制剂等。中医治疗分 4 型进行辨证论治。

2.1　阳亢肝火型

阳亢肝火型患者有 485 例，占总数的 39.14%。临床见症：头胀，头痛，眩晕，烦躁，面红，目赤，少寐多梦，舌红、苔黄，脉弦滑。治宜平肝潜阳，天麻钩藤饮加减。

2.2　阴虚阳亢型

阴虚阳亢型患者有 343 例，占总数的 27.68%。临床见症：眩晕，头痛，心悸，失眠，耳鸣，健忘，口干，面红，腰膝酸软，五心烦热，舌红少苔，脉弦细。治宜育阴潜阳，杞菊地黄丸加减。

2.3　阴阳两虚型

阴阳两虚型患者有 200 例，占总数的 16.14%。临床见症：眩晕，头痛，头胀，心悸，脚软，目矇，少寐，多梦，耳鸣，口干，夜间多尿，行动气急，腰膝痠软，面红，舌红或正常，脉沉细。治宜育阴助阳，地黄饮子加减。

2.4　痰湿中阻型

痰湿中阻型患者有 211 例，占总数的 17.03%。临床见症：头晕，头重，胸闷痛，心悸，呕恶痰涎，手足麻木，舌苔厚滑或浊腻，脉滑。治宜化痰祛湿，半夏白术天麻汤加减。

3　治疗结果与疗效分析

在 1 239 例高血压病患者中，痊愈 231 例，好转 983 例，总有效率为 97.98%。未愈 6 例，占 0.48%。死亡 19 例，占 1.53%。各分型高血压患者治疗前后血压变化经方差分析和配对 t 检验后提示：各分型间治疗前收缩压无明显差异，水平相近；痰湿中阻型高血压病患者治疗前舒张压较其余各型为高；各分型高血压病患者经治疗后，收缩压和舒张压均有下降，差异显著，见表 1。各型高血压治疗后血压变化值经方差分析后提示：各分型治疗对收缩压降压作用无明显差异；各分型治疗对舒张压的降压作用有一定的差异，具体表现为，阳亢肝火型治疗降舒张压作用较阴虚阳亢型治疗为优，痰湿中阻型治疗降舒张压作用较阴虚阳亢型、阴阳两虚型治疗为优，故降舒张压作用以痰湿中阻型、阳亢肝火型效果较好，见表 2。

表 1　各分型患者治疗前后血压变化（$\bar{X} \pm SD$）

分型	例数/例	治疗前血压/kPa		治疗后血压/kPa	
		收缩压△	舒张压△△	收缩压☆	舒张压☆☆
阳亢肝火型	485	21.10 ± 2.50	15.57 ± 1.69*	16.88 ± 1.70	11.05 ± 0.78
阴虚阳亢型	343	21.30 + 2.38	15.47 ± 1.60**	17.03 ± 1.77	11.05 ± 0.85
阴阳两虚型	200	21.09 ± 2.37	15.38 ± 1.54**	16.92 ± 1.64	10.98 ± 0.73
痰湿中阻型	211	21.59 ± 2.40	15.92 ± 1.78	17.14 ± 2.14	11.17 ± 0.87

注：△治疗前各分型间收缩压比较，差异无显著性，$P > 0.05$。△△治疗前各分型间舒张压比较，差异有高度显著性，$P < 0.01$。*与痰湿中阻型比较，差异有显著性，$P < 0.05$。**与痰湿中阻型比较，差异有高度显著性，$P < 0.01$。☆各分型治疗前后收缩压比较，差异有高度显著性，$P < 0.01$。☆☆各分型治疗前后舒张压比较，差异有高度显著性，$P < 0.01$。

表 2　各型高血压治疗后血压变化值改变情况（$\bar{X} \pm SD$）

分型	例数/例	收缩压变化值△ （治疗前后收缩压之差）	舒张压变化值△△ （治疗前后舒张压之差）
阳亢肝火型	485	4.22 ± 2.22	4.48 ± 1.61*
阴虚阳亢型	343	4.24 ± 2.05	4.16 ± 1.56**
阴阳两虚型	200	4.13 ± 1.88	4.19 ± 1.86☆
痰湿中阻型	211	4.44 ± 2.39	4.66 ± 2.08

注：△治疗后各分型间收缩压变化值比较，差异无显著性，$P > 0.05$。△△治疗后各分型间舒张压变化值比较，差异有高度显著性，$P < 0.01$。*与阴虚阳亢型比较，差异有显著性，$P < 0.05$。**与痰湿中阻型比较，差异有高度显著性，$P < 0.01$。☆与痰湿中阻型比较，差异有显著性，$P < 0.05$。

4　高血压病辨证分型的内在规律性

高血压病各辨证分型与分期、疗效、并发症、高血脂等的关系经 χ^2 检验，均具有高度显著性，提示辨证分型与分期、疗效、并发症、高血脂等之间具有密切联系，见表 3、表 4、表 5、表 6。

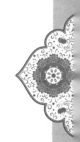

表3　高血压病辨证分型与分期的关系

分型	分期/例数			P 值
	Ⅰ期	Ⅱ期	Ⅲ期	
阳亢肝火型	10（10.18）	385（355.04）	90（119.78）	
阴虚阳亢型	5（7.20）	243（251.09）	95（84.71）	$P = 1.00E - 04$
阴阳两虚型	5（4.20）	123（146.41）	72（49.39）	
痰湿中阻型	6（4.43）	156（154.46）	49（52.11）	

注：分型与分期之间关系经 χ^2 检验，具有高度显著意义。

表4　高血压病辨证分型与疗效的关系

分型	疗效/例数			P 值
	痊愈	好转	无效	
阳亢肝火型	82（82.99）	393（392.23）	10（9.79）	
阴虚阳亢型	43（58.69）	291（277.39）	9（6.92）	$P = 8.56E - 02$
阴阳两虚型	40（34.22）	157（161.74）	3（4.04）	
痰湿中阻型	47（36.10）	161（170.64）	3（4.26）	

注：分型与疗效之间关系经 χ^2 检验，具有高度显著意义。

表5　高血压病辨证分型与并发症的关系

分型	并发症/例数			P 值
	心衰	脑血管意外	肾功能不全	
阳亢肝火型	4（4.68）	68（65.48）	9（10.84）	
阴虚阳亢型	9（9.18）	137（128.54）	13（21.28）	$P = 1.05E - 02$
阴阳两虚型	6（5.49）	74（76.80）	15（12.72）	
痰湿中阻型	3（2.66）	29（37.19）	14（6.16）	

注：分型与并发症之间关系经 χ^2 检验，具有高度显著意义。

表6 高血压病辨证分型与血脂升高的关系

分型	血脂升高/例数			P 值
	胆固醇	甘油三酯	β-脂蛋白	
阳亢肝火型	156 (177.62)	154 (181.06)	382 (333.31)	
阴虚阳亢型	80 (69.56)	79 (70.91)	112 (130.53)	
阴阳两虚型	121 (113.71)	129 (115.91)	193 (213.38)	$P = 4.00E - 04$
痰湿中阻型	56 (52.11)	59 (53.12)	88 (97.78)	

注：分型与高血脂症关系经 χ^2 检验，具有高度显著意义。

5 讨 论

高血压病属于中医的"眩晕""头痛""肝阳""肝火""肝风"等证范畴。而"眩晕"一证，《黄帝内经》认为其因有三：一曰肝风，二曰气虚，三曰髓亏。《金匮要略》多从水饮立论，丹溪倡痰，景岳主虚。至清代以降，养阴之风大兴，多以阴虚阳亢立论。病机与外因或内因影响肝、肾阴阳动态平衡有关。体质的阴阳偏盛与偏衰和气血功能失调是发病的内在因素。其发病机理是上实下虚，上实为肝气郁结，肝风肝火上扰，气血并走于上；下虚为肾阴亏损，水不涵木，肝木失其滋养，以致肝阳偏盛。患病日久，阴损及阳，导致阴阳两虚。但除肝肾以外，脾对高血压病的发病和变化亦具有重要影响，实为高血压病之关键。因"脾为生痰之源"，故可把高血压病病机概括为"变动在肝，根治在肾，关键在脾"。

高血压病的病理变化规律是，早期以阴损为主，临床多见阴虚阳亢或肝火阳亢症状；中期多见痰湿中阻；后期阴损及阳，多见阴阳两虚症状。

高血压病辨证论治根据辨证分型进行，不在于单纯降低血压，其着重点在于调整机体阴阳的平衡，以期在根本上解除高血压病发生和发展内在原因。实践证明中医药治疗高血压病具有降压、改善心脑肾血流供求不平衡，从而明显地改善症状，促进心脑血管病变的恢复等多方面综合作用。对Ⅱ、Ⅲ期高血压病疗效较好。

在高血压病证型特点的研究中，我们发现：高血压病辨证分型与高血压病病期、并发症、高血脂症、疗效等之间具有密切的联系。但因病例数尚小，还不能进一步揭示其内在的联系，有待在以后工作中进一步探讨。

本文原载《新中医》，1993年，10：20-23

冠心病临床治验

广州中医药大学　刘亦选

冠心病是中老年人的多发病，属中医胸痛、胸痹、心痛、心痹、真心痛、厥心痛、猝心痛等证范围。

一、文献回顾

冠心病首载《灵枢·厥病篇》："真心痛，手足青至节，心痛甚，旦发夕死，夕发旦死。"足见古人已认识到本病病情危重。西医称之为急性心肌梗死合并心源性休克的临床表现与上述记载十分相似。《素问·脏器法时论》中说："心病者，胸中痛，胁支满，肋下痛，膺背肩胛间痛，两臂内痛。"指出心脏有病，出现胸中（膻中）剧痛，胸部支撑胀满，胁下、胸部（胸膺）、背部及肩胛间痛，两臂内侧疼痛。这与现代医学所说该病疼痛多在胸骨中下段、胸骨后和心前区，且疼痛常放射到肩胛内侧是一致的。这些描述，都是心绞痛发作时在临床上常见到的。《金匮要略·胸痹心痛短气病脉证治》中说："夫脉当取太过不及，阳微阴弦，即胸痹而痛，所以然者，责其极虚也。"《金匮要略》借脉来说明病机，指出本病病机是上焦阳虚，下焦阴盛（阴指邪气，阳指正气），胸阳不宣，或清阳失旷，或阴乘阳位。一句话，极虚是主因，或本虚标实，或正虚邪实。

在治疗方面，《灵枢·五味篇》已有"心病宜食薤"的记载。证之临床，阳虚患者进食韭、葱、蒜、薤可以定痛。在《金匮要略·胸痹心痛短气病脉证治》中强调，该病以宣痹通阳为主；所载栝蒌薤白白酒汤等10方，至今在临床上仍有意义。《世医得效方》中提出，芳香温通的苏合香丸治疗卒心暴痛；《证治准绳·杂病诸痛门》提出了用活血化瘀之红花、桃仁、降香、蒲黄、五灵脂等治死血作痛；《时方歌括》提出用丹参饮治心腹诸痛；《医林改错》提出用血府逐瘀汤治胸痹心痛等。所有这些，均为冠心病的治疗起到提示和指导作用。

二、病因病机

该病病位在心，但与心、肝、脾、肾诸脏的盛衰有关；在心气、心阳、心血、心阴不足或肝、肾、脾失调基础上，兼夹痰浊、气滞、血瘀、寒凝等病变。本病的发生，多由年老肾虚、膏粱厚味、七情内伤、寒凝心脉等导致脏腑亏损、血脉瘀阻而发病。在发病学上，目前有三种学说：一是气血学说，二是脏腑相关学说，三是本虚标实学说。多数学者认为，该病是本虚标实，现阐述如下。

（一）年老肾虚

人到中年以后，肾气渐虚，其他脏腑也随之衰退，终致脏腑气机失调。如肾阳虚，则不能鼓舞其他内脏之阳。又如脾阳缺乏肾阳之温煦，则运化无能，从而导致营血虚少，血脉流行不畅，凝滞致瘀，心脉不通。肾阳虚还影响其他脏腑滋养之阴。如心阴虚，则心失所养，气血运行失畅，凝滞致瘀，脉道不利，不荣则痛。

（二）饮食活动

嗜肥甘厚味之品，损伤脾胃，助湿生热，热耗津液，导致脾胃气化失调；或长期伏案，喜静少动，脾失健运，痰湿内生，痰阻脉络，气血来往受阻，痰湿浸淫脉道，使气结血瘀，痰瘀相结为病，发生胸痛、胸痹、心痛。即《素问·经脉别论》所说"食入于胃，浊气归心"之理。

（三）七情内伤

由于长期思虑过度，或精神紧张，以致心肝气郁、气机不利；或喜、怒、哀、乐、忧、思、恐七情有伤，均致肝气郁结、气滞血瘀。或因脏腑亏损，元气亏虚，气虚推动血液无力，血液停留而瘀。因为血以载气，气为血帅，气动依血，血随气行，故气滞不行或气虚推动无力，均可以发生瘀血。瘀则不通，不通则痛。

（四）寒凝心脉

素体阳衰，胸阳不展，阴寒之邪乘虚侵袭，寒凝气滞，血行不畅，不通则痛。而寒邪致病，外感或内生寒邪，影响血液运行导致血脉瘀阻而痛。或因心肺元气不足，久虚失于温煦，虚寒内生，寒凝瘀血发病。因寒则凝，温则行。寒凝心脉，脉络缩卷，胸阳痹阻，发为心痛。若素有痰浊瘀血，因寒凝滞闭塞，心阳暴脱，则致猝然大痛而厥。因此，在该病发生过程中，虚是本，寒是标，本虚标实。

三、辨证要点

该病辨证论治较为复杂，有按八纲、脏腑辨证分型的，有按辨证辨病相结合分型的，还有按痛与不痛区分的。我们是根据 1980 年在广州召开的全国冠心病辨证论治研究会上提出的，以本虚标实来区分：标实证为气滞、血瘀、寒凝、痰浊；本虚证为阴虚、阳虚、气虚、阳脱。以此进行辨证论治。

四、辨证论治的关键

冠心病主要症状是胸痛、胸闷、心悸、短气等表现。但危重患者可无痛，或仅出现面色苍白，大汗淋漓，四肢厥冷；脉微欲绝，或脉涩结代等厥脱表现。在诊断上必须借助现代医学技术，密切观察心电图、血清酶等指标变化。例如急性心肌梗死时，看患者

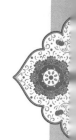

有无出现异常 Q 波，或 ST 段是否符合急性心肌梗死进行性改变；血清酶是否增高，是否符合该病发展过程。若出现高龄且不明原因之晕厥，或呕吐、胸闷、手足厥冷，面色苍白，虽无胸痛，亦应注意是急性心肌梗死的可能性。在辨证时，抓住主症，分辨虚、实、寒、热、兼夹、转化等具体证候，才能进行论治。

冠心病论治大体分虚、实两大类，也常虚实夹杂。总的治则是扶正祛邪。扶正采用益心气、助心阳、养心阴、补心气；或益气养阴、回阳固脱并举，并分辨肝、脾、肾亏损补益。驱邪则应芳香温通、宣痹通阳、豁痰通络、活血化瘀，即"四通""四补"等法或攻补兼施。病情急，先治标；缓解时，根治本。灵活运用通补二法。

五、注意主症和舌诊

临床上进行辨证论治，首先要注意抓住主症和舌、脉的变化，作为辨证依据，才能确定论治。

主症：胸痛、胸闷、心悸、短气等，见此证候，可考虑为本病；四诊合参，辨别寒、热、虚、实进行论治。

舌诊：本病舌象常随病情演变而呈规律性变化，对本病临床预后有一定意义。试以急性心肌梗死为例，分析如下。

舌质：观察舌质变化有助于了解心脏的功能与正气盛衰。本病由于血脉不通畅，故可见舌质较暗，以淡暗、暗红、紫暗为多。如病初起胸痛剧烈时，舌质紫暗或晦暗少泽者多见。经治疗后疼痛缓解，舌质紫暗可减轻。有热象或阴虚者，可见舌质发红，随病情进展可加深。

舌苔：观察舌苔变化有助于了解邪正深浅轻重。病之初期常见薄白苔，湿滞可见白厚苔；痰浊盛者，可见白厚腻滑难退之苔（兼热者黄腻）。本病多见白苔坐底，上罩一层薄黄滋润苔，是因浊阴上扰清阳之府而为，苔底多呈白色。若苔底呈黄色，是因邪踞阳位，或因浊阴逼胸中阳气上腾，故可上罩薄黄滋润之苔。薄白苔提示病情较轻，预后较好；厚腻苔常提示病情较重，预后不良。

六、证候分型和治法

（一）心绞痛

1. 阴寒凝滞

主症为胸痛彻背，感寒痛甚，胸闷短气，心悸喘息，不能平卧，面色苍白，四肢厥冷，舌苔淡白，脉象沉细。此乃诸阳受气于胸中而转行于背，寒邪内侵使阳气不运，气机痹阻，故见胸闷短气、心悸，甚则喘息不能平卧。阳气不足，故面色苍白，四肢厥冷。舌苔淡白，脉象沉细，均为阴寒凝滞、阳气不运之证。治宜辛温通阳、开痹散寒。药用栝蒌薤白半夏汤加枳实、桂枝、附子、丹参、檀香。方中附子、桂枝、薤白辛温通阳，开痹散寒；栝蒌、法半夏能化痰散结，泄满降逆；檀香理气温中；丹参活血通络。

若痰湿内盛，胸痛咳唾痰涎，可加生姜、橘皮、茯苓、杏仁等以行气化痰；若症见心痛彻背，背痛彻心，喘息肢冷，脉象沉细，用乌头赤石脂丸和冠心苏合丸温通止痹。

2. 痰浊壅盛

主症为胸痛胸闷，压迫窒息感，痛引肩背，气短喘促，肢体沉重，形体肥胖，痰多，舌苔浊腻，脉滑。此乃痰浊盘踞，胸阳失展，故胸闷如窒而痛。阻滞脉络，故痛引肩背。气机痹阻不畅，故气短喘促。脾主四肢，痰浊困脾，脾气不运，故肢体沉重、形体肥胖、痰多。舌苔浊腻，脉滑，均为痰浊壅阻之证。治宜通阳泄浊、豁痰散结。药用温胆汤加党参、栝蒌、薤白。方中栝蒌开胸散结；薤白辛温通阳，豁痰下气；陈皮、茯苓、甘草、半夏燥湿化痰，理气和中；枳实、竹茹清热除痰；党参补气健脾，用以恢复胸中阳气，使脾得健运，痰湿自除。若遇痰郁化热，加川贝母、黄连。

3. 心血瘀阻

主症为胸部刺痛，固定不移，入夜更甚，心悸不宁，舌质紫暗，脉象沉涩。此乃气郁日久，瘀血内停，脉络不通，故见胸部刺痛。血脉凝滞，故痛处固定不移。血属阴，夜亦属阴，故入夜痛甚。瘀血阻塞，心失所养，故心悸不宁。舌质紫暗，脉象沉涩，均为瘀血内停之证。治宜活血化瘀、通络止痛。药用血府逐瘀汤加减。方中当归、赤芍、川芎、桃仁、红花活血化瘀；柴胡、枳壳疏肝理气，一升一降，调整气机。血瘀轻者可用丹参饮；胸痛甚加降香、郁金、延胡索以活血理气、疏肝止痛。

4. 气阴两虚

主症为胸闷隐痛，时作时止，心悸气短，倦怠懒言，面色少华，头晕目眩，舌质偏红，苔少，脉细无力。此乃胸痹日久，气阴两虚，气虚无以行血，阴虚则脉络不利，均使血行不畅，气血瘀滞，故见胸闷隐痛，时作时止，心脉失养，引发心悸。气虚故见短气懒言，面色少华。阴虚阳亢故见头晕目眩，舌红，脉细无力等症。治宜益气养阴、活血通络。药用生脉散合人参养营汤加减。方中人参、黄芪、白术、茯苓、甘草健脾益气，以助生化气血之源；麦冬、地黄、当归、白芍滋养阴血；远志、五味子养心安神。若胸痛、胸闷可加丹参、三七、益母草、郁金、五灵脂以活血通络；若脉结代、心悸，此为气血两虚，血不养心，用炙甘草汤益气滋阴复脉。

（二）心肌梗死

1. 心肾亡阳

主症为胸痛晕厥，冷汗淋漓，面色苍白，短气肢厥，膻中窒闷，胸膺刺痛，恶心呕吐，舌紫胖嫩，苔白腻润，脉沉迟涩或脉结代。此乃阳气虚衰，胸阳不运，气机痹阻，血行瘀滞，故见胸闷晕厥。膻中窒闷，短气肢厥，面色苍白，冷汗淋漓，心脾肾阳气虚，故见胸膺刺痛，恶心呕吐，舌紫胖嫩，苔白腻润，脉沉迟涩或脉结代等症。治宜回阳固脱、温补心肾。药用人参四逆汤加黄精、黄芪、桂枝、炙甘草、龙骨。方中人参大补元气；干姜、附子、桂枝温补心阳；炙甘草温补心阳；黄精、黄芪益气补养阴血；龙骨镇静潜阳。若阴损及阳、阴阳两虚，宜加麦冬、五味子；若心肾阳虚用真武汤。

2. 心肾亡阴

主症为膻中或胸膺突痛，晕厥心悸，心烦躁扰，面色潮红，手足心热，潮热盗汗，腰膝酸软，舌尖边红，无苔少苔或舌红干瘦，脉象细数或微细欲绝。此乃气血运行不畅，瘀滞痹阻，故见胸闷且痛，不能温养五脏，以致心肾阴虚。心阴虚则心烦躁扰，晕厥心悸，手足心热，面色潮红；肾阴虚则潮热盗汗，腰膝酸软，舌尖边红，无苔少苔或舌红干瘦，脉象细数，均为亡阴之症。治宜滋阴益气、复脉固脱。药用生脉散合左归饮加减。方中人参、麦冬、五味子益气养阴，复脉固脱；熟地、山萸肉、枸杞子滋阴益肾；淮山药、茯苓、甘草健脾以助生化之源。若胸痛可加丹参、川芎、郁金以活血通络；若肝阴虚、肝阳上亢者加女贞子、钩藤、石决明滋阴潜阳。

3. 气虚血瘀

主症为胸部剧痛或上脘痛，唇面隐灰，神疲短气，懒言声低，心悸喘促，舌质紫暗或有瘀斑，舌苔厚腻，脉涩结代。此乃心肾阳虚、气虚，鼓动血脉运行无力，心脉痹阻，故见胸部剧痛或上脘剧痛，唇面隐灰，舌质紫暗或有瘀斑，脉涩结代等症。气虚则神疲短气，懒言声低，心悸喘促，冷汗淋漓等。治宜益气活血，或理气活血。药用参芪加丹参、川芎、琥珀、炙甘草、郁金、田七。血瘀用川芎、桃仁、红花、羌活、延胡索、桂枝、赤芍、当归、田七、苏木理气活血。方中人参、黄芪、桂枝、炙甘草补气通阳；丹参、川芎、琥珀、田七活血化瘀。若阳虚加附子、干姜以温阳散寒；阴虚加麦冬、黄精滋阴养心；痰湿加法半夏、瓜蒌以除痰通络。

4. 寒凝痰湿

主症为猝然胸痛，受寒加重，心悸短气，心胸痞闷，纳呆腹胀，恶心呕吐，甚则眩厥，舌淡胖嫩，苔腻滑润，脉沉迟或弦滑。此乃气血得寒则凝，心脉痹阻，故见猝然胸痛，受寒加重，心悸短气，心胸痞闷。脾虚失运故腹胀纳呆，恶心呕吐，甚则晕厥。舌胖嫩，苔腻滑润，脉沉迟或弦滑，均为寒凝痰湿之症。治宜芳香温通、除痰通络。药用瓜蒌薤白半夏汤合苏合香丸。方中薤白辛温通阳，开痹散寒；瓜蒌、半夏化痰散结，泄满降逆。苏合香丸芳香温通，理气止痛。若寒重，用乌头赤石脂丸散寒止痛。

本文原载《中国医药学报》，1996，11（4）：52

冠心病心血瘀阻证和血瘀证差异的临床研究

冼绍祥[1] 黄鹏[2] 刘小虹[1] 刘亦选[1]

（1. 广州中医药大学第一附属医院内科，广州 510405；

2. 新南方现代中医药科技有限公司，广州 510310）

摘要 目的：探讨冠心病心血瘀阻证和血瘀证的异同。方法：抽取冠心病心血瘀阻证、血瘀证及非血瘀证各 30 例，比较内皮素（ET）、一氧化氮（NO）、血栓素 B_2（TXB_2）、6 - 酮 - 前列腺素 $F_{1\alpha}$（$6 - Keto - PGF_{1\alpha}$）、血液流变学、血小板聚集率、心钠素（ANP）、心功能和高频心电图状况。结果：冠心病心血瘀阻证、血瘀证两种证型与非血瘀证比较，其 NO、$6 - Keto - PGF_{1\alpha}$ 都有显著降低；ET/NO、TXB_2、T/P（$TXB_2/6 - Keto - PGF_{1\alpha}$）、血小板聚集率、全血黏度、血浆黏度、还原黏度、红细胞压积、聚集指数及总积分明显升高。与血瘀证组及非血瘀证组比较，冠心病心血瘀阻证组的左室射血时间（LVET）明显延长、血浆心钠素水平明显增高，心脏指数（CI）与心肌收缩指数（HI）则显著减少；与血瘀证组比较，冠心病心血瘀阻证组的高频心电图阳性率明显增高。结论：冠心病心血瘀阻证是血瘀证中的一个分型，它具有一般血瘀证的微观病变基础，同时，冠心病心血瘀阻证也有自己的微观变化特点，即心脏收缩功能的损伤、心肌受损、心房扩张和压力升高。

关键词 冠状动脉疾病；心血瘀阻证；血瘀

冠心病心血瘀阻证是一个复杂的症候群，涉及多方面的改变。在有学者提出冠心病心血瘀阻证概念的同时，有专家认为血瘀证是冠心病的常见证型，把冠心病作为血瘀证的研究对象，以探求血瘀证的实质和发病机理。为此，我们针对冠心病心血瘀阻证与血瘀证是否存在差异的问题，做了以下探索性的研究。

1 对象和方法

1.1 病例选择

血瘀证诊断标准根据第二届全国活血化瘀研究学术会议修订的血瘀证诊断标准[1]及赖世隆等确定的宏观辨证标准[2]制定；冠心病（CHD）诊断标准遵照国际心脏病学会和协会及世界卫生组织临床命名标准化联合专题组报告《缺血性心脏病的命名及诊断标准》[3]；冠心病心血瘀阻证辨证标准按 1980 年及 1990 年全国会议制定的冠心病辨证分型标准[4]，并参考上述血瘀证的诊断标准。排除重度神经官能症；合并中度以上高血压；严重心肺功能不全；重度心律失常；严重肝、肾、造血系统原发性疾病；精神病患者；18 岁以下；妊娠或哺乳期妇女。

1.2 一般资料

非血瘀证组 30 例，选用无明显器质性病变、不具有与血瘀证相关征象、非心血管病种的作为正常对照组，其中男 17 例，女 13 例，平均年龄 60.8 ± 9.26 岁；血瘀证组 30 例，符合上述血瘀证的诊断标准，为非心血管病种，男 21 例，女 9 例，平均年龄 61.9 ± 11.49 岁；冠心病心血瘀阻证组 30 例，同时符合上述冠心病和冠心病心血瘀阻证的诊断标准，男 19 例，女 11 例，平均年龄 59.57 ± 11.29 岁。3 组在性别、年龄方面比较，差异无显著性意义（$P > 0.05$），具有可比性。

1.3 统计学分析

计数资料采用行 × 列表资料的 χ^2 检验，计量资料采用 t 检验。

2 结 果

2.1 3 组间 ET、NO、ET/NO、TXB_2、6 – Keto – $PGF_{1\alpha}$、T/P 的比较

心血瘀阻证、血瘀证两种证型与非血瘀证比较，NO 水平降低，ET/NO 比值升高；TXB_2 升高，6 – Keto – $PGF_{1\alpha}$ 降低，T/P 值升高。冠心病心血瘀阻证和血瘀证组间则无显著性差异，见表 1。

表 1 3 组间 ET、NO、ET/NO、TXB_2、6 – Keto – $PGF_{1\alpha}$、T/P 的比较（$\bar{x} \pm s$）

项目	CHD 心血瘀阻证组	血瘀证组	非血瘀证组
ET/pg · mL^{-1}	56.84 ± 10.10	58.90 ± 10.65	57.13 ± 10.88
NO/μmol · L^{-1}	52.16 ± 12.27*	55.58 ± 12.56*	71.54 ± 11.22
ET/NO	1.12 ± 0.21*	1.10 ± 0.25*	0.82 ± 0.23
TXB_2/pg · mL^{-1}	112.62 ± 27.33*	121.21 ± 35.47*	73.88 ± 11.43
6-Keto-$PGF_{1\alpha}$/pg · mL^{-1}	55.78 ± 14.55*	59.81 ± 12.91*	80.94 ± 13.00
T/P	2.09 ± 0.53*	2.03 ± 0.47*	0.93 ± 0.17

注：与非血瘀证组比较，$*P < 0.01$。

2.2 3 组间血小板聚集率、血液流变学、心钠素的比较

心血瘀阻证、血瘀证两种证型与非血瘀证比较，血小板聚集率、全血黏度、血浆黏度、还原黏度、红细胞压积、聚集指数及总积分均高于非血瘀证组。冠心病心血瘀阻证组的血浆心钠素水平升高，其余指标在冠心病心血瘀阻证和血瘀证组间无显著性差异，见表 2。

表2 3组间血小板聚集率、血液流变学、心钠素的比较 ($\bar{x} \pm s$)

项目	CHD心血瘀阻证组	血瘀证组	非血瘀证组
血小板聚集率/%	84.16 ± 9.10*	80.21 ± 11.03*	60.21 ± 8.28
全血黏度/mPa·s⁻¹	13.63 ± 2.72*	12.77 ± 2.50*	8.56 ± 2.06
血浆黏度/mPa·s⁻¹	2.00 ± 0.14*	1.98 ± 0.13*	1.74 ± 0.12
还原黏度/mPa·s⁻¹	26.22 ± 3.12*	24.64 ± 4.00*	17.09 ± 3.74
红细胞压积/%	47.63 ± 5.39*	44.87 ± 5.32*	41.10 ± 3.71
聚集指数	2.84 ± 0.39*	2.77 ± 0.31*	2.08 ± 0.29
总积分/分	26.47 ± 4.89*	25.93 ± 5.29*	17.07 ± 3.91
心钠素/pg·mL⁻¹	269.84 ± 53.74*#	134.34 ± 34.00	128.87 ± 41.62

注：与非血瘀证组比较，$*P < 0.01$；与血瘀证组比较，$\#P < 0.01$。

2.3 3组间心功能、高频心电图阳性率的比较

冠心病心血瘀阻证组的左室射血时间较血瘀证组及非血瘀证组延长，而CI与HI则较后二者减少；与血瘀证组比较，冠心病心血瘀阻证组的高频心电图阳性率明显增高，见表3。

表3 3组间心功能、高频心电图阳性率的比较 ($\bar{x} \pm s$)

项目	CHD心血瘀阻证组	血瘀证组	非血瘀证组
LVET/ms	307.67 ± 33.44*#	283.46 ± 54.73	272.44 ± 46.75
CO/L·min⁻¹	3.84 ± 0.77*#	5.25 ± 1.14	5.46 ± 1.02
CI/L (min⁻¹·m⁻²)	2.64 ± 0.55*##	3.56 ± 0.84	3.65 ± 0.59
HI	12.98 ± 3.44*##	13.26 ± 3.03	14.69 ± 2.89
高频心电图阳性率/%	83.33 ± 5.02*##	13.33 ± 2.78	10.01 ± 3.12

注：与非血瘀证组比较，$*P < 0.01$；与血瘀证组比较，$\#P < 0.05$，$\#\#P < 0.01$。

3 讨 论

研究结果表明冠心病心血瘀阻证和血瘀证存在ET与NO间平衡失调，血浆NO水平降低，ET/NO比值升高，使血管收缩、血小板功能亢进、血管平滑肌细胞增殖作用占优势，继之出现血管张力增高、管腔狭窄、血小板聚集率升高、易于形成血栓等异常变化。冠心病心血瘀阻证和血瘀证都存在TXB_2、PGI_2的平衡失调，这是由于该类患者内皮细胞长期受损，使PGI_2生成减少所致。另外，也因为血小板产生的TXB_2增多，使

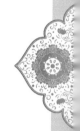

血管收缩、血小板被激活，血小板聚集功能亢进，易使血液凝聚成血栓。由于 ET 与 NO、TXB_2 与 PGI_2 间平衡失调等原因的影响，冠心病心血瘀阻证和血瘀证血小板功能亢进：一方面，血小板聚集功能明显增强，可加速凝血过程，易于形成血栓；另一方面，激活的血小板又能与其他物质协同促使白细胞释放炎性缩血管活性介质，促使血管收缩，血管通透性增加，血浆外渗，血液浓缩，而且又刺激血管平滑肌增殖等，更加重血瘀证的形成[5]。在血液流变学方面，冠心病心血瘀阻证和血瘀证的血液呈现出异常浓、黏、凝、聚状态，产生原因可能与红细胞变形能力减弱、血小板功能亢进、血浆外渗、血液浓缩等有关。心钠素是目前已知最强的内源性利尿利钠剂，具有利尿利钠、扩张血管、降低血压和抑制醛固酮系统等作用[6]。引起心钠素释放的主要直接刺激就是心房的扩张和压力的增加[7]。左心房负荷加重时，心钠素浓度升高尤为明显[8]。冠心病患者运动时，心肌耗氧量增加，使左室射血机能受损，心排血量减少，左心室舒张末期压力升高，致左心房容量和压力增高，通过心房壁机械感受器而使心房肌细胞心钠素释放增加，致血浆心钠素水平增高[9,10]。与血瘀证相比，冠心病心血瘀阻证组的心钠素水平明显升高，说明该型患者存在着心房的扩张和压力的增加。高频心电图在反映心肌的某些病变方面较常规心电图更加敏感。与血瘀证组比较，冠心病心血瘀阻证高频心电图异常例数明显增多，说明该证患者有心肌受损的情况，高频心电图可作为冠心病心血瘀阻证与血瘀证的鉴别指标之一。心功能方面，CO 为心输出量，CI 是心脏指数。HI 是心肌收缩指数，它是理想的评价左心功能的指标[11]。冠心病心血瘀阻证组与血瘀证组相比，CI 与 HI 均明显减少，说明其心功能有一定程度的损伤，由此致左室射血时间延长。

综上所述，冠心病心血瘀阻证是血瘀证中的一个分型，它具有一般血瘀证的微观病变基础，即由于各种原因使 ET 和 NO 及 TXB_2 和 PGI_2 间的平衡失调，血管基础张力增高，血小板功能亢进，红细胞变形能力下降，血液呈现不同程度的浓、黏、凝、聚状态等变化。另外，冠心病心血瘀阻证也有自己的微观变化特点，即心脏收缩功能的损伤、心肌受损、心房扩张和压力升高。

参考文献

[1] 第二届全国活血化瘀研究学术会议. 血瘀证诊断标准 [J]. 中西医结合杂志，1987，7（3）：129.

[2] 赖世隆，曹桂婵，梁伟雄，等. 中医证候的数理统计基础及血瘀证宏观辨证计量化初探 [J]. 中国医药学报，1988，3（6）：27.

[3] 中华人民共和国卫生部. 中药新药临床研究指导原则：中药新药治疗胸痹（冠心病心绞痛）的临床研究指导原则 [M]. 北京：人民卫生出版社，1993：41-45.

[4] 中国中西医结合学会心血管学会. 冠心病中医辨证标准 [J]. 中西医结合杂志，1991，11（5）：257.

[5] CHAOUAT A, WEITZENBLUM E, HIGENBOTTAM T. The role of thrombosis in severe pulmonary hypertension [J]. European Respiratory Journal, 1996, 9: 356-363.

[6] 汤健，费红，谢翠微，等. 心脏的内分泌功能及临床意义 [J]. 中华内科杂志，1984，23：721.

[7] DIETZ J R. Release of atrial natriuretic factor from rat heart-lung preparation by atrial distention [J].

American Journal of Physiology, 1984, 247: 1093 - 1096.

［8］朱清淮，吴遐，宋来凤，等. 正常人及部分心脏病患者心钠素含量测定［J］. 中国循环杂志，1993（2）：91.

［9］BURNETT J，KAO P，HU D，et al. Atrial natriuretic peptide elevation in congestive heart failure in the human［J］. Science，1986，231：1145.

［10］RAINE ANTHGNY E G，ERNE，et al. Atrial natriuretic peptide and atrial pressure in patients with congestive heart failure［J］. New England Journal of Medicine，1986，315：533.

［11］顾慎为，黄建权. 阻抗血流图［M］. 北京：人民出版社，1986. 157.

本文原载《中国新药与临床药理》，2001，12（5）：321 - 323

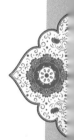

冠心病心血瘀阻证研究进展

冼绍祥[1]　黄鹏[2]　刘小虹[1]　刘亦选[1]

（1. 广州中医药大学第一附属医院，广东广州 510405；

2. 新南方现代中医药科技有限公司，广东广州 510310）

摘要　综述近年来冠心病心血瘀阻证的现代研究，发现冠心病心血瘀阻证的形成涉及血液流变学、血液动力学、血凝动力学、微循环、血细胞的功能、血管内皮细胞、血液各种成分、心脏的心电活动和内分泌系统等多方面的变化。同时，也认为冠心病心血瘀阻证中，气滞心血瘀阻证和气虚心血瘀阻证有相同和差异之处。

关键词　冠状动脉疾病；心血瘀阻证；微观辨证；辨证规范化；综述文献

冠心病心血瘀阻证是一组复杂的症候群，近年来，众多学者对其研究已涉及心脏、血管、血液等方面的因素。本文就冠心病心血瘀阻证的现代研究作一综述。

1　冠心病心血瘀阻证的宏观计量诊断

王阶等[1]应用多元线性回归方法，筛选出包括心前区疼痛、舌质紫暗、腭黏膜征阳性、细络、烦躁、脉结代或无脉、红细胞变形性、血小板聚集等 19 个对诊断冠心病心血瘀阻证贡献最大的因素。全血黏度、体外血栓干重、血小板聚集率、血栓弹力图反应时间、总胆固醇 5 个客观指标与心血瘀阻证关系最大，说明血脂升高→血液黏度升高→血栓形成是冠心病心血瘀阻证的重要病变过程之一。

2　冠心病心血瘀阻证及气病致瘀的微观研究

2.1　血液流变学

陈树森等[2]观察发现，冠心病血瘀证患者的全血黏度、纤维蛋白原明显升高，红细胞电泳时间延长，血沉加快，认为血液流变学检测可作为冠心病诊断和疗效评定的参考标准。方显明[3]则观察到冠心病血瘀证以红细胞聚集性增强为基础，并伴有血浆比黏度的增高；而冠心病气虚证则以血浆高黏滞性为基础。而孙锡印等[4]进一步发现冠心病气虚血瘀证全血黏度、红细胞压积与红细胞电泳时间明显低于气滞血瘀证，血浆黏度、纤维蛋白原则显著高于气滞血瘀证。

2.2　微循环

何永恒等[5]发现冠心病心血瘀阻证患者微循环积分值高于非心血瘀阻证患者，且改变主要为微循环血流状态的严重障碍。丘瑞香等[6]观察到冠心病血瘀证患者甲皱微循环发生改变，气滞血瘀证微循环障碍以外周微血管内流态改变为主，而气虚血瘀证患者以形态学改变为主。

2.3　血液动力学

王仁平等[7]比较发现冠心病血瘀证患者心脏收缩功能正常、早期舒张功能异常；而心气虚证患者收缩、舒张功能均障碍，且舒张功能损伤较血瘀证组更为严重。瞿虹燕等[8]观察 58 例冠心病患者心功能状态，各指标显示气滞血瘀证组心功能未受损或处于代偿期；而气虚血瘀证组心功能明显受损，处于低心泵功能、低心输出量状态。

2.4　血凝动力学

徐西等[9]测定了冠心病血瘀证患者的血浆组织型纤溶酶原激活物（t – PA）及其抑制物（PAI），结果为 t – PA 活性显著降低，而 PAI 无明显改变。抗凝系统包括抗凝血酶系统和蛋白 C 系统，主要物质为抗凝血酶Ⅲ（AT Ⅲ）、蛋白 C（PC）与蛋白 S（PS）。梁铁军等[10]发现冠心病血瘀证患者的 AT Ⅲ：A、AT Ⅲ：Ag 及 PC：Ag 明显降低；而气滞证 PC：Ag、TPS：Ag 显著升高。翁维良[11]等研究发现冠心病血瘀证患者体外血栓的长度、干重及湿重均显著高于健康人，提示其纤溶与抗凝系统的平衡被破坏。

2.5　血小板

吴锦等[12]发现冠心病血瘀证患者血小板较常人吞噬能力低下，而黏附、聚集和释放功能则较之活跃。王玉明等[13]从血小板体积角度研究，结果发现冠心病血瘀证患者平均血小板体积（MPV）与血小板分布宽度（MPW）较冠心病非血瘀证患者及正常人均显著升高。刘丽[14]证实冠心病血瘀证患者血小板膜糖蛋白（GP1$_b$）水平明显高于非血瘀证患者及正常人，提示血小板 GP1$_b$异常增高是冠心病血瘀证的发病机制之一。胡婉英等[15]发现冠心病血瘀证患者 β – 血栓球蛋白（β – TG）与血小板第 4 因子（PF$_4$）含量显著高于非血瘀证患者及正常人，提示冠心病血瘀证与 β – TG 及 PF$_4$升高有关。此外，吴锦等[16]在电镜下发现冠心病血瘀证患者大型血小板比例增高，易于变形，结构发生改变。

2.6　红细胞

何永恒等[5]研究发现冠心病血瘀证患者红细胞变形性较非血瘀证患者明显差，说明红细胞变形性差也是冠心病血瘀证的病理基础之一。

2.7　内皮素（ET）与一氧化氮（NO）

黄惠勇等[17]检测 90 例不同证型冠心病患者血浆 ET 的含量，发现"心阴虚证 > 心血瘀阻证 > 正常人 > 心气虚证"。刘红旭等[18]观察发现胸痹患者的血浆 ET 与正常人无明显差异，而 NO 水平明显低于正常人水平，ET/NO 这一对血管舒缩因子间平衡被破坏，揭示对中医辨证分型有一定的指导意义。

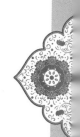

2.8 脂质过氧化物（LPO）与超氧化物歧化酶（SOD）

顾仁樾等[19]研究发现冠心病心血瘀阻证、气阴两虚证患者的血浆 LPO 活性均升高，心血瘀阻证患者尤为显著，而 SOD 活性均降低。提示冠心病心血瘀阻证的病理变化与 LPO 含量相关，SOD 活性降低为正气虚的病理生理学基础，LPO 可能属于血的范畴，而 SOD 活性可能属于气的范畴。另外，杨水祥等[20]的实验也进一步证实了上述观点，并发现血小板 LPO（PL－LPO）血瘀证患者显著高于非血瘀证患者及正常人，而 SOD（PL－SOD）活性则二者均低于健康人；证明在体内脂质过氧化反应中，冠心病血瘀证患者血小板处于自由基损伤的前沿，是该型发生发展的一始动因素。

2.9 TXA_2 与 PGI_2

佟万仁等[21]观察发现冠心病血瘀证患者 TXB_2 显著高于非血瘀证患者及对照组，T/P比值也如此，证明了 TXA_2 与 PGI_2 代谢失调是冠心病血瘀证病理生理改变的生化基础。杨水祥等[20]则进一步提出 TXA_2 属于血的范畴，PGI_2 则属于气的范畴。李莘田等[22]发现冠心病患者晨尿中 TXB_2 含量值"血瘀证＞痰浊证＞气滞证＞正常人"，6－Keto－$PGF_{1\alpha}$ 含量值"正常人＞气滞证＞痰浊证＞血瘀证"，T/P 比值"痰浊证＞血瘀证＞气滞证＞正常人"，揭示了 T/P 比值可能成为冠心病心血瘀阻证的辨证指标之一。

2.10 血脂

易宇明[23]比较了冠心病血瘀证与气虚证患者的血脂水平，两者胆固醇含量无明显差异，而甘油三酯气虚证患者显著高于血瘀证患者。金志明等[24]测定了冠心病血瘀证患者的血清脂蛋白(a)－LP(a)，发现明显高于非血瘀证患者及正常人。孙锡印等[25]发现冠心病气滞血瘀证与气虚血瘀证两型均存在载脂蛋白代谢紊乱，即 APOA Ⅰ降低，而 APOB 及 APOB/APOA－Ⅰ增多，不过气滞血瘀证患者明显较气虚血瘀证患者严重，认为血载脂蛋白可作为冠心病气滞血瘀证和气虚血瘀证辨证和疗效评定的指标。

2.11 微量元素

黄献平等[26]观察了心气虚证、心血虚证及心脉瘀阻证冠心病患者的血清锌（Zn）、铜（Cu）、铁（Fe）、钙（Ca）含量变化，结果发现心血瘀阻证患者以血清 Fe、Cu 升高为特征，为探讨心血瘀阻证实质提供了一定的依据。

2.12 甲状腺激素

张忠水[27]发现冠心病血瘀证患者的血清 T_3、T_4、FT_3、FT_4 及 TM 均显著下降，说明甲状腺功能低下是冠心病血瘀证的病理基础。

2.13 心钠素

张玲瑞等[28]发现气虚血瘀证患者血浆心钠素水平明显高于正常人，尤其是冠心病气虚血瘀证患者。而俞兵等[29]认为血浆心钠素样免疫活性物质（ir - ANP）可作为心气虚证的客观指标之一，并反映了病证的严重程度。黄惠勇等[17]测定了冠心病各证型的心钠素水平，结果为"心气虚证 > 心脉瘀阻证 > 正常人 > 心阴虚证"。

2.14　其他血液生化指标

黄惠勇等[17]检测了冠心病患者血浆中 β - 内啡肽（β - EP）、血管紧张素Ⅱ（A - Ⅱ）等，结果 β - EP 含量"心气虚证 > 心脉瘀阻证 > 正常人 > 心阴虚证"；而 A - Ⅱ 则为"心阴虚证 > 心脉瘀阻证 > 正常人 > 心气虚证"。

2.15　动态心电图

易宇明[23]发现冠心病血瘀证患者多见缺血型 ST - T 改变，气虚证则多见快速型心律失常。张宏伟等[30]研究发现冠心病患者 Lorenz 散点图多为鱼雷状、短棒状，RR 间期的平均值"心脉瘀阻证 > 痰浊内阻证 > 正常人 > 阴虚阳亢证"，表明冠心病心血瘀阻证患者的自主神经系统活性降低、功能受损较为严重。

2.16　冠状动脉造影

鲍延熙等[31]发现冠心病血瘀证患者 94% 有较显著的冠状动脉狭窄，明显多于冠心病气证（气虚、气滞）患者。李锋等[32]进一步指出冠心病痰瘀证患者与单纯血瘀证患者比较，前者冠状动脉狭窄程度与病变支数均显著重于后者，说明"瘀""痰"均与冠状动脉狭窄有关。

2.17　心室晚电位（VLP）

张爱鸾等[33]发现冠心病患者的血瘀证、气虚证 VLP 阳性检出率最为突出，故 VLP 阳性检出率对冠心病中医分型可有一定的参考价值。

3　小　　结

宏观辨证缺乏严格的微观数据基础，影响了"证"的定量化、标准化和规范化。为了建立冠心病中医证型的微观辨证标准，对冠心病中医证型的现代研究日益增多，但由于历史的原因，对证的辨认往往因临床经验的不同而有所差异。较多学者把冠心病作为血瘀证的研究对象，以探索血瘀证的实质和发病机理。目前，在冠心病心血瘀阻证的气血关系上，多数研究仅集中在气虚的作用，忽视了气滞致瘀的影响；益气活血法和行气活血法的作用机制方面，也很少有人探及；对心血瘀阻证也缺乏系统、多指标的研究。进一步的研究，针对以上存在的问题，运用现代的科学技术和手段，从不同层次（系统、器官、细胞、亚细胞和分子等）综合研究心血瘀阻证微观变化的物质基础，有利于揭示其中医理论的实质。

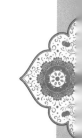

参考文献

[1] 王阶，陈可冀，翁维良，等. 冠心病血瘀证逐步回归分析 [J]. 中西医结合杂志，1991，11（1）：47 – 49.

[2] 陈树森，杨汝森. 冠心病患者的血液流变性及辨证施治对其影响的观察 [J]. 实用中西医结合杂志，1991，（5）：286.

[3] 方显明. 冠心病中医分型与血粘度的关系探讨 [J]. 辽宁中医杂志，1991，18（6）：10 – 11.

[4] 孙锡印，段学忠. 冠心病中医证型间血液流变性的异同及辨证对其影响 [J]. 中医药研究，1997，13（1）：12 – 14.

[5] 何永恒，江一平，张虹华，等. 冠心病血瘀症 25 例红细胞变形性与外周微循环的同步检测分析 [J]. 辽宁中医杂志，1991，18（9）：7 – 10.

[6] 丘瑞香，罗致强，杨守玉，等. 冠心病血瘀证微循环障碍与气病致瘀的研究 [J]. 中医杂志，1991，32（10）：36 – 38.

[7] 王仁平，牛景月，焦丽敏，等，CDFI 对冠心病气虚和血瘀型患者左心室功能的测定及其意义 [J]. 河北中医学院学报，1995，10（1）：5 – 7.

[8] 翟虹燕，张永忠. 冠心病气病致瘀症候血液流变学及心功能特征临床实验观察 [J]. 贵阳中医学院学报，1997，19（1）：19 – 20.

[9] 徐西，王硕仁，林谦，等. 党参口服液治疗 25 例冠心病血瘀证患者临床及实验观察 [J]. 中国中西医结合杂志，1995，15（7）：398 – 400.

[10] 梁铁军，高顺宗，张发丽，等. 冠心病患者抗凝系统改变与中医证型关系 [J]. 中国中西医结合杂志，1995，15（10）：599 – 600.

[11] 翁维良，姜成田，崔晶，等. 冠心病血瘀证患者体外血栓形成试验的观察 [J]. 中西医结合杂志，1986，6（2）：82 – 83.

[12] 吴锦，陈可冀，吴耀炯，等. 冠心病血瘀证患者血小板吞噬能力的观察 [J]. 中华心血管病杂志，1990，18（5）：273 – 275.

[13] 王玉明，韩纯学. 冠心病血瘀型与血小板体积及分布宽度的关系 [J]. 中国中西医结合杂志，1996，16（1）：49.

[14] 刘丽，谢宁. 冠心病血瘀证血小板膜糖蛋白 Ib 与血小板粘附性（PAd）的研究 [J]. 天津中医，1989，6（1）：2 – 3.

[15] 胡婉英，张健元，唐建业，等. 冠心病兼血瘀证与 β – 血栓蛋白和血小板第 IV 因子的关系 [J]. 中西医结合杂志，1987，7（6）：338 – 340.

[16] 吴锦，陈可冀. 冠心病血瘀证患者血小板超微结构和功能的研究 [J]. 中西医结合杂志，1988，8（10）：593 – 595.

[17] 黄惠勇，朱文锋，李冰星，等. 调节肽与冠心病心绞痛患者中医辨证的关系 [J]. 中国中西医结合杂志，1996，16（8）：474 – 476.

[18] 刘红旭，黄丽娟，金玫，等. 血瘀胸痹患者血浆内皮源性收缩/舒张因子水平及治疗影响研究 [J]. 北京中医，1995，14（6）：49 – 50.

[19] 顾仁樾，孙卫华，李明，等. 冠心病中医分型与 LPO 及 SOD 含量变化的关系 [J]. 辽宁中医杂志，1996，23（2）：51.

[20] 杨水祥，洪秀芳，李天德，等. 冠心病血瘀证患者血小板脂质过氧化物与血栓素 A_2/前列环素平衡的研究 [J]. 中国中西医结合杂志，1993，13（11）：661 – 662.

[21] 佟万仁，王云翔，李佩群. 冠心病血瘀证发病机理初探：与 A 型行为类型及血浆 TXB_2、6 – keto – $PGF_{1\alpha}$ 的关系 [J]. 中西医结合杂志，1988，8（10）：608.

［22］李莘田，唐福明. 冠心病心绞痛患者尿中前列腺素含量与中医证型的相关研究［J］. 山东中医学院学报，1995，19（4）：231－234.

［23］易宇明. 冠心病气虚型及血瘀证血液流变学 24 小时动态心电图及血脂特征的初步研究［J］. 湖南中医杂志，1994，10（3）：48－49.

［24］金志明，周端，顾仁樾，等. 冠心病血瘀证与血清脂蛋白（a）含量的临床观察［J］. 河南中医药学刊，1995，10（3）：28－29.

［25］孙锡印，杨雯琳. 冠心病气滞血瘀与气虚血瘀证型间血载脂蛋白的异同及辨治影响［J］. 江苏中医，1997，18（6）：40－41.

［26］黄献平，范伏元. 心病气血辨证与血清锌铜铁钙含量的关系［J］. 辽宁中医杂志，1997，24（4）：149－150.

［27］张忠水. 117 例冠心病血瘀分型与血清甲状腺激素的关系［J］. 中国中医药信息杂志，1996，3（11）：22－23.

［28］张玲瑞，赵丽，马亚丽. 心钠素对老年心脑血管疾病气虚血瘀证诊断的意义［J］. 辽宁中医杂志，1995，22（1）：9－10.

［29］俞兵，戴瑞鸿，王勇雄，等. 心虚证患者心钠素水平的初步观察及其临床意义探讨［J］. 中西医结合杂志，1989，9（9）：526－528.

［30］张宏伟，赵国欣，南柏松，等. 冠心病辨证分型与 Lorenz 散点图分析心率变异的关系［J］. 辽宁中医杂志，1996，23（1）：12－14.

［31］鲍延熙，郑义，陆惠华，等. 冠心病中医辨证分型与冠状动脉及左室造影所见的联系［J］. 中西医结合杂志，1989，9（2）：74－75.

［32］李锋，李秀云，王长海，等. 51 例冠状动脉病变程度与中医证型的关系分析［J］. 陕西中医，1996，17（9）：393.

［33］张爱鸾，陈小鹏，张永杰. 冠心病心室晚电位的临床意义及与中医证型关系的探讨［J］. 实用中西医结合杂志，1996，9（5）：295－296.

中文原载《新中医》，2001，33（7）：72－74

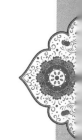

活血化瘀辨治常见心脏病

广州中医学院　刘亦选

活血化瘀法，临床应用范围甚广，国家列为科研专题，高校准备增添血流学课程，日益受到国内外医药界重视。本文根据临床实践，运用活血化瘀法辨治常见的心脏病。提出点滴体会，供同道参考。

一、常见心脏病活血化瘀法的运用

（一）充血性心力衰竭

充血性心力衰竭简称"充衰"，是由各种心脏病引发严重心功能代偿不全的共同表现。根据"充衰"临床表现的脉和症，多见于心肾阳虚，宜选用强心扶阳、壮火制水之真武汤以宣痹利水。《素问·汤液醪醴论》提出："平治于权衡，去宛陈莝。"平治于权衡是指治病时要权衡病情轻重缓急，以平调阴阳之偏盛偏衰；去宛陈莝是指散瘀通络，活血化瘀之意。作用部位在脉，鉴于"充衰"的紫绀症、肝肿大、静脉压增高等皆可提示有瘀血情形，多伴有水肿，正是"血不利则为水"。如《金匮要略·水气病脉证并治》所述血分一证，其一为血气虚少，其二为浊阴壅盛。"充衰"临床表现的症状可用浊阴壅塞去理解和认识，如胸闷气憋，喘咳有余，肝脾肿大，心下痞满等。在论治上，以温阳利水，去宛陈莝法，真武汤合桃红四物汤加减。

（二）高血压动脉硬化性心脏病

高血压动脉硬化性心脏病简称"高心"，是各种高血压导致左心改变的临床表现。根据"高心"临床表现的脉和症，常见心悸怔忡，气短眩晕，胸痛胸闷，舌质紫黯，脉弦涩或结代，则心脉瘀阻的诊断是持之有据的。"肝体阴而用阳"，以血为本，以气为用，与心血休戚有关。而气滞血瘀乃肝失疏泄、气血不和之结果，应认为与心肝二脏失调有关，若肝气郁结，则心悸不宁、胸痛胸闷等症发生。论治宜疏肝理气、宁心安神、活血化瘀等法，要体现"治肝在调肝"，故用丹参、赤芍、川芎等入心肝二经，合欢皮、夜交藤入肝经，珍珠母镇肝，活血中寓行气，调肝中兼养肝。并要认识"心在体为脉""心主血脉"，脉结代可从"瘀血"论治。要静动药物结合，静药多动药少，如动药用羌活，取其辛散走十二经。宁心安神方面，柏子仁有减慢心率作用，合欢皮有宁心安神作用，故古人有"合欢蠲忿，萱草忘忧"之说。总之，要调肝养心，心肝同治。

（三）冠状动脉粥样硬化性心脏病

冠状动脉粥样硬化性心脏病简称"冠心"。临床上常见心绞痛、心肌梗死两个类型，中医认为本病病机是心肾脾虚为本，寒痰瘀血为标，阴阳气血亏虚，痰瘀寒凝属实，是本虚标实之证。主要病因不外二端：一是脉道不利、不通则痛，二是心失所养、不荣则痛。兹分述如下。

1. 心绞痛

心绞痛本虚在心肾，以心为本，以肾为根，标实在肝郁，肝气郁结，疏泄不及。而脾虚失运，寒凝痰浊，气滞血瘀，发生本虚标实之证，故心绞痛多属血瘀，已为多数学者接受。因此，心绞痛治疗应根据标本先后缓急的不同，或固本为主兼顾标证，或治标为主佐以固本，治本大法是补益心脾肾的阴阳气血，治标是疏肝解郁，血瘀则用活血化瘀，具体做到寒则温之，热则清之，闭则开之，郁则舒之等，以切合病机，根据临床实践体会用益气活血法加熟枣仁、柏子仁、沉香、法半夏、黄精效果较好，若有心肾阴虚者选加枸杞子、首乌、熟地黄、麦冬、五味子等滋阴补肾。心肾阳虚者选加仙茅、补骨脂、制附子、干姜等扶阳益肾。阳虚重用桂枝通阳止痛，以通为补。若阴天感寒，或夜间骤疼，加细辛、桂枝等温经通阳，以解寒凝；胸闷憋气，有压迫窒息感，加檀香、砂仁以化气行湿，舒畅胸膈。嗳气不舒，加瓜蒌、薤白以通阳散结，豁痰下气。胸肩痛剧，掣及肩臂，加苏木、姜黄以和络止痛、活血化瘀。

益气活血法治疗气虚血瘀证，已为临床实践证实有效。如蒲辅周老中医用双和散（人参、丹参、鸡血藤、琥珀、石菖蒲、炒没药、香附、远志肉、茯神、血竭），岳美中老中医用人参、琥珀、三七末，赵锡武老中医用参苏饮（人参、苏木）、补阳还五汤等。他们认为气血运行无力，血行不畅，凝滞而瘀。瘀血又可加重气虚，故属气虚为本、血瘀为标的本虚标实证，故用培补元气为主，辅以活血化瘀，使元气得复，瘀血得去，气血流畅。

2. 急性心肌梗死

多有明显气虚血瘀证候。《灵枢·经脉篇》说："手少阴气绝则脉不通，脉不通则血不流。"《黄帝内经》强调"心为阳中之太阳""太阳不长，心气内洞"。洞者，空虚之谓，心阳之气既虚，鼓动无力，则可导致气虚血瘀，心脉痹阻。《素问·玉机真脏论》曰"肝受气于心"，意即肝正常功能有赖于心脏气血的流通、濡养；反之，肝气郁滞，疏泄失常，亦能导致心的病变。从病理上看：气滞血瘀与心肌缺血缺氧相似，冠状动脉粥样斑块形成后，心肌血液的供应障碍则缺血缺氧，持续的严重缺血则心肌梗死。疼痛多为胁部（肝经分布之处），疼痛性质为闷痛、刺痛（气滞血瘀），舌两边多有瘀斑（为肝所主），脉象多弦（为肝之主脉）。所以，肝失疏泄是心肌梗死的前提。气虚血瘀用益气活血法辨证论治，气滞血瘀则用理气活血法，以扶正祛邪、标本兼顾，既可防止"破血耗气"，又可避免"滋补壅滞"，使血气流畅，益气活血养阴并重者，如北京抗心梗合剂（黄芪、党参、黄精、丹参、郁金、赤芍）；重在养阴者，如广州益心方（党参、麦冬、五味子、丹参、首乌、山萸肉、大枣）；重在温阳者，如上海健心片（党参、附子、桂枝、川芎、干姜、炙甘草）；血脂增高用北京冠通四号（党参、赤芍、毛冬青、草决明、降香、水红花子、桂枝）；瘀血重加参蛭散。

以上方法，可用于冠心病各种临床类型。

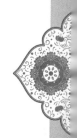

（四）慢性肺源性心脏病

慢性肺源性心脏病简称"肺心"。祖国医学认为"肺心"初期在肺，后累及心、脾、肾。从临床"肺心"所见，如面色暗晦或黧黑、唇甲青紫、舌质紫黯、颈静脉怒张、右心肥大、肝脾大等均为瘀血表现。若气滞血瘀者，常有胸闷、气短、心悸，甚至伴有紫绀、舌下静脉曲张等。辨证论治常以紫舌作为诊断瘀血证的标准，因心主营血，肺主卫气，辅心而行血脉，肺病既深则气虚不能推动血液运行，气滞血瘀，血脉瘀阻，而累及于心。如《素问·痹论》"心痹者，脉不通，烦则心下鼓，暴上气而喘"是也。从现代医学角度分析，主要是由于心源性，如心泵作用下降；血管性，如血管硬化，内腔狭窄、粗糙，毛细血管脆性增加；血液性，如血液流变学性质及血浆分子生物学水平上的变化。总之，青紫舌是上腔静脉瘀血，"心衰"或其他因素影响上腔静脉回流，导致血凝滞，血流不畅，静脉血中还原血红蛋白成分增高、颜色减少等变化的出现。

论治方法，对气滞血瘀可用理气活血，气虚血瘀用益气活血，结合寒热辨证使用清热解毒或温阳散寒等法，通补结合。

此外，肺心病常痰瘀互结，治宜除痰散瘀，临床上症见喘促不得卧、面目唇俱暗、瘀点、脉涩结代等表现，治宜活血化瘀，豁痰通络，则痰水自行，如兼痰湿者，用苓桂术甘汤。寒痰用导痰汤和苏合香丸；痰热者用苇茎汤加天竺黄、浙贝母；痰热重者用安宫牛黄丸或至宝丹。

（五）慢性风湿性心瓣膜病

慢性风湿性心瓣膜病简称"风心"，属中医"心痹证"的范畴。本证是由风寒湿热之邪侵入人体，久而不去，或外邪反复侵袭，累及心脏，如《素问·痹论》"脉痹不已，复感于邪，内舍于心"。因心主血脉，心痹则气血运行不畅，如《素问·痹论》"心痹者，脉不通"。血脉瘀阻则唇青舌紫，血不养心则心悸，故风寒湿热之邪入侵人体，首先出现邪气闭阻心脉，继则耗损气阴，气血为邪气瘀阻。气阴两虚则少气懒言，言语无力，自汗畏风，口干面红，舌质嫩红，脉细数无力；气滞血瘀则胸闷不舒，心痛阵作，面色暗晦，唇甲青紫，舌质紫暗或有瘀点瘀斑，脉涩或结代。

辨证论治：关键在于分清标本。心气不足、阴阳虚衰为本病之本，血液瘀滞、痰饮停蓄为其标，本虚标实。法当补气温阳滋阴求其本。活血化瘀，利水消肿治其标。治本为主，治标为辅。气阴两虚用益气养阴，活血化瘀法。气滞血瘀导致肺络瘀阻，则两颧紫红，唇甲青灰，眩晕怔忡，或心痛咯血，舌青紫，脉涩结代。治宜理气活血化瘀。通补结合，标本兼顾。

（六）心律失常

心主血脉，血行脉中，脉为血之隧道。心律失常每从脉象有所反映，如脉结代，或七绝十怪脉等，可见于严重心律失常患者，归属于"心悸""怔忡""虚劳""眩晕""昏厥"范围。心律失常是心脏经气逆乱，太过或不及的表现，或阴病及阳，或阳病及阴，而致阴阳两虚。阴阳可以互相转化，太过不及亦可随之转移。本病多见虚中夹实，或实中夹虚。"虚"主要是心脏气血阴阳亏虚，心肾阳虚，或心肾阴虚。"实"主要是气滞，血瘀，痰浊瘀血互结。故补虚是治疗基本治法，通法可在补法基础上应用，活血化瘀能够调畅气血，平衡阴阳，发挥扶正祛邪、消除疾病作用，可称"衡法"。

在辨证论治上，应该重视本虚的一面，张仲景之炙甘草汤，王肯堂之养心汤，严用和之归脾汤，都应该效法。气虚血瘀用益气活血化瘀法。气滞血瘀者用理气活血化瘀法，并加养心安神药物，如黄芪、桂枝、丹参、川芎合为健心复脉灵，于早搏有效。

此外，单方整律一号（苦参、茵陈、炙甘草），苦参合剂（苦参、益母草、炙甘草），抗早搏合剂（党参、麦冬、五味子、黄芪、鹿衔草、常山），以及五参丸（苦参、人参、沙参、丹参、玄参）等，都对抗心律失常有效。单味延胡索、灵芝等亦有抗心律失常作用，可与活血化瘀药同用。

二、体会

（一）心脏病有其一定症状特征

可供诊断的主要依据，如舌、脉、痛、肿块、血及实验。

舌：舌质紫暗或有瘀点瘀斑，舌脉粗张及舌下瘀血丝是诊断重要依据。如《金匮要略·惊悸吐衄下血胸满瘀血病脉证治》所谓："病人胸满，唇萎，舌青。"青紫舌早已成为临床诊断瘀血证主要客观指标之一。

脉：多见涩脉，或脉结代或无脉。如《丹溪心法》云："脉涩有死血。"

痛：血行郁滞瘀阻时可发生内脏肢体疼痛。疼痛特点是：痛处固定不移，常为绞痛、胀痛、针刺样痛，痛处常拒按。

肿块：肿块是指心脏扩大，肝脏、脾脏肿大，并有门腔静脉瘀血，上海华山医院统计 108 例舌青紫患者，肝大 49 例、脾肿大 12 例、心脏扩大 47 例。

血管异常：体表血管迂曲、隆起或扩张，如舌面静脉粗张、迂曲、延长。小静脉扩张呈囊柱状及瘀丝等。此外鼻翼、甲皱、面颊部毛细血管扩张。颈静脉怒张等也属瘀血体征。上海华山医院观察的 108 例瘀血患者，体表血管异常者 72 例原因可能是与心力衰竭、体静脉瘀血、肝脏病变门静脉瘀血有关。如 Kemedy 指出："在充血性心力衰竭、先天性心脏病患者中，有时早期患者向下伸舌 1 分钟，即可在舌上看到舌转青紫色，而且舌的两根静脉扩张。"循环障碍时舌为蓝紫色。

冠心病心肌梗死约 80% 有不同程度舌质紫暗或瘀斑、瘀点，病情越重越明显。肺心病则以青紫舌为主，早期舌红，晚期舌青紫。呼吸障碍严重，动脉血中氧分压明显降低，二氧化碳分压增高，血液酸碱度小于 7.35 者多见青紫舌。故青紫舌与缺氧、二氧化碳潴留、酸中毒有关。

实验室诊断：如微循环障碍，血流流变性异常，血流动力学障碍，血小板凝集性增高，脑血管造影或电子计算机 X 线断层扫描示有血管栓塞，以及病理切片和电子显微镜检查发现有瘀血表现有助于瘀血的诊断。

（二）治疗主要方法

温阳益气，活血化瘀。瘀血多由气虚日久，累及于阳，阳气受损，寒自内生，因元气既虚，必不能达于血管，血管无气，必停留而瘀。故治疗宗张景岳"气虚者补其上"，首选参芪，《本草纲目》认为参芪能"通血脉""逐五脏恶血"。如临床上治疗心力衰竭，用洋地黄纠正心力衰竭，治疗量接近中毒量，要达到洋地黄化，量有一定限制，投以参芪较为合适。又"心痹者，脉不通"，如何通脉，西医用血管扩张，中医用活血化瘀。但病情容易反复，必须调和阴阳，使阴阳俱复，故使用参附散、参麦饮、四逆散等。

本文根据临床实践体会，结合文献阐述活血化瘀法对常见心脏病的运用，如"充衰""高心""冠心""肺心""风心""心律失常"等出现瘀血证表现时，可参考本文方法进行辨证论治。

由于水平所限，不是之处请同道指正。

本文原载《新中医》，1986，8：53－54，27

论冠心病的本虚标实与辨证论治

广州中医学院　刘亦选

冠心病属于祖国医学"胸痹""心痛""真心痛""厥心痛""心悸""怔忡"等范畴，是中年以后的常见病。近数年来，在冠心病研究中，多数学者认为本病病机是本虚标实。本文根据"心主血脉""肾主纳气""脾主运化""肝主疏泄"等认识，阐述冠心病的本虚标实病机和辨证论治。

一、心肾肝脾的本虚标实

冠心病病因病机是心肾脾虚为本，如年老体虚，或嗜食肥甘厚味之后导致心肾脾虚，肝郁为标，如烟、酒以及喜、怒、哀、忧、思、恐等情绪所伤导致肝郁。出现阳虚阴盛，寒凝痰浊，气滞血瘀，痹阻心脉，产生不荣则痛或不通则痛，本虚标实夹杂之证，以及亡阳脱证、化火伤阴等，现分述如下。

（一）本虚

从病因分析，内因是决定的因素，《素问遗篇·刺法论》说："正气存内，邪不可干。"因此正气内虚，特别是心气虚损是本病的根本。《素问·评热病论》又说："邪之所凑，其气必虚。""年四十而阴气自半也，起居衰也。"病变病位主证在于心，正气内虚，心阳虚或心阴虚，心阳虚是主要的。故其发病是由"心脏之气不得其正"所致。所谓心脏之气，是指心脏所蕴藏的阳热之气。如《素问·平人气象论》"藏真通于心，心藏血脉之气也"。王冰释为"象阳气之炎盛也"，指心脏之气，具有温煦化赤、营运血脉的作用，只有心气充沛，阳气隆盛，始能化赤生血，鼓运血行，使心血充盈，神志得安，"经脉流行不止，环周不休"。反之，心阳之气虚衰，则心血匮乏，神失其养，气不运血，心血瘀阻，出现心悸、怔忡、胸痹、心痛等表现。

《金匮要略·胸痹心痛短气病脉证治》说："夫脉当取太过不及，阳微阴弦，即胸痹而痛，所以然者，责其虚极也。今阳虚知在上焦，所以胸痹心痛者，以其阴弦故也。"《金匮要略·胸痹心痛短气病脉证治》此条最为重要，是胸痹心痛病的总纲，用"阳微阴弦"四字将全篇理论观点概括详尽，说明本病之本质在于极虚，指出上焦阳微之虚，导致脉络阴弦之实，而阴弦之实，反能影响阳微之虚，不但血不足是阳微之果，而血不足也是阴弦之因。

总之：本病病机不外两端：一是脉道不利，不通则痛；二是心脉失养，不荣则痛。而脉道不利虽与寒客脉中、痰浊痹阻、气滞血瘀等不同因素有关，但主要是与心阳气虚这一根本原因有关。如《素问·举痛论》说"脉泣则血虚，血虚则痛"。说明由于心阳之气衰微，温运无力，不能化赤生血，则血液虚少，运行迟涩，阴血濡养不足，使心脏及其他经脉失于温养而发生心痛。

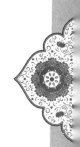

肾是五脏之本，肾脏阴阳盛衰和失调，往往造成心脏阴阳之盛衰和失调，因肾为水火之宅，阴阳之基，具有主宰生命的作用，五藏六腑之阴阳均有赖于肾阴肾阳之滋助和生发，故张景岳谓："肾为五脏六腑之本，为元气之根。""五脏之阴气非此不能滋，五脏之阳气非此不能发。"特别是"心本乎肾"。心之主阳气、主血脉、主神明的功能，非肾之滋助不能发挥。例如，心为君火，肾藏相火，《素问·天元纪大论》说："君火以明，相火以位。"张景岳释为："明者明于上，为化育之元主，位者位于下，为神明之洪基。此君相相成之大道……位即明之本，无位则火焰何从以生，故君火变化无穷，总赖此相火栽根于有地。"其与君火与相火的关系，说明了肾阳是心阳的基础，故肾中元阳衰微即能导致心阳不足。又如心主血，肾藏精，精血之间虽能互化，但精生髓，髓生血，是主要方面，故有"精者，血之所成也"的说法。肾亏不能生化气血，气血不足，心脉失于温养濡润而发生心痛，即所谓"不荣则痛"。肾阳虚衰脾阳亦衰，因脾肾同源，脾肾阳虚则阴寒内盛，痰浊易生。肾阴不足，肝失所养，多致肝阳上亢，气滞肝郁而致气滞血瘀。气滞血瘀阻滞心脉产生心痛，此即"不通则痛"，不通则痛与不荣则痛都是以肾阴肾阳的病理虚衰为基础，乃本源于肾。

此外，肾为先天之本，肾阴不足，心失滋养，心火上炎而出现心肾不交。肾阳不足，心阳不能舒展，脾阳失其温煦，若年老肾衰，或久病肾亏，不能鼓舞其他内脏之阳，肾阴虚不能滋养其他内脏之阴，则阴虚火旺，灼液为痰，上犯于心而发病。

总之，心主神明，而"神者气血也"。由于精能化血，精实为神的物质基础，沈金鳌说："精满则气旺，气旺则神明。"《景岳全书·怔忡惊恐》说："阳统乎阴，心本乎肾。"又说，"所以上不宁者，未有不由乎下，心气虚者，未有不因乎精"，即心得肾始能气血充旺，神明有主。在病理情况下，肾精亏损，则心血不充，心脉失养，可致心痛；肾阳衰微（命门火衰），则心阳气虚，帅血无力，导致"气行则血行，气滞则血瘀，血瘀则脉绝"。《素问·痹论》指出："心痹者，脉不通。"故不通者则痛。其他如寒凝、痰浊、气滞、血瘀等病理产物的形成，虽由乎心阳之衰，实本乎心阳之微，故《素问·藏气法时论》说："肾病者……虚则胸中痛。"由此可见，冠心病的病理基础虽在于心阳虚衰，但其发病根本乃在肾之阴阳失调和虚损。临床实践所见，冠心病多发生于中年以后，正值肾气由盛到衰的过程，且在症状方面，多有肾虚表现，尤其是在并发心力衰竭时冷汗、面白、肢厥、脉微等心阳欲脱的危候，更与肾阳虚衰有密切关系。

（二）标实

肝主疏泄，主藏血。以血为体，以气为用，有曲直刚柔之性，是指肝脏具有疏泄、调达、疏通和储藏血液、调节血量之功能，正如王冰解释为"肝藏血，心行之，人动则血运于诸经，人静则血液归于肝脏"。《灵枢·厥病》曰："厥心痛，色苍苍如死状，终日不得太息，肝心痛也。"明确指出心与肝在病理上相互影响。故肝失疏泄，肝气郁滞，可直接或间接导致心痛的发作。《素问·玉机真藏论》曰"肝受气于心"，是指肝的正常功能有赖于心脏气血的流通、濡养；反之，肝气郁滞，疏泄失常，亦能导致心的病变。明代《薛氏医案·求脏病》中指出："肝气通则心气和，肝气滞则心气乏。"说明肝失疏泄则不能维持气血的正常运行，"气行则血行，气滞血亦滞"，故而产生气滞血瘀，心脉不通，出现胸胁部闷痛、刺痛，憋气、短气等临床表现。从病理上看，"气滞血瘀"与心肌缺血缺氧相似，冠状动脉产生粥样斑块后，心肌血液的供应障碍则缺血缺氧，从而产生心绞痛，持续严重缺血则导致心肌梗死。

烟、酒以及喜、怒、哀、忧、思、恐等情绪所伤，致肝失疏泄，疏泄不及产生肝气郁结，导致气机不畅，气滞气虚导致瘀血内闭，或死血作痛。从病理上看，高级神经活动调节障碍，影响冠状动脉的舒张功能，对心绞痛发病起着重要的作用；神经活动调节紊乱与脂质代谢以及动脉壁的功能障碍有密切的关系，而后二者是引起动脉粥样硬化形成粥样斑块的因素，当调节血管运动和管壁营养的神经发生功能障碍时，可促使粥样斑块形成。

此外，有人认为胆汁的形成和分泌是"借肝之余气，溢入于胆，积聚而成"。肝失疏泄，排泄失常，胆汁主要成分是胆酸、胆红素、胆固醇等，如果排泄障碍，能使血脂代谢紊乱。中医指出血脂增高，是痰浊凝聚的表现。它如同肝藏血功能失职，也会影响血液运行，使血管调节功能紊乱，影响冠状动脉的供血量，对本病发生有一定的影响。

脾主运化，主藏血，统血。膏粱厚味，烟酒辛香，过食肥甘，损伤脾胃，运化失司，痰浊内蕴，阻闭经脉。《素问·经脉别论》"食气入胃、浊气归心"之论，指浊气阻于胃之大络，血流不畅，循环障碍，使心失其营，心肌供血不足而发病。也有由于脾失健运，聚生痰湿，湿郁化热，热耗津液，导致心脾气血失调，亦可以运化失常，转化痰浊脂液，气血来往受阻，痰浊上泛发生本证。

综上所述，心、脾、肾亏是病之本，肝郁气滞是病之标，本虚标实，关系密切，互为因果，产生不荣则痛和不通则痛，导致"心痹者，脉不通"。盖脉不通则心气虚，心气虚则胸中冷，胸中冷则胃阳微，胃阳微则营卫宗气生化之源不足，心血不足则血运失常，产生猝然而痛，是一种因虚致实的表现。

二、冠心病的辨证论治

祖国医学治疗疾病的特点重在辨证，着眼于整体，抓主要矛盾。冠心病患者心绞痛或心肌梗死，多有明显的气虚血瘀和气滞血瘀表现。气虚血瘀临床表现是疲乏无力，汗出气短，精神疲惫，懒言音低，膻中剧痛，唇面隐灰，舌质紫黯、苔白腻，脉涩结代。按照《素问·阴阳应象大论》"血实宜决之"的治法，以益气活血法治疗，此法能扶正祛邪，标本兼顾，既可防止破血耗气，又可避免滋补壅滞，达到"疏其气血，令其条达，而致和平"的目的。常用药物是：丹参、生黄芪各30克，桂枝、田三七各6克，党参、炙甘草各15克，郁金10克，琥珀末3克（冲服）。阳虚者加附子、炮干姜各10克，以回阳救逆。阴虚者加黄精15克，麦冬10克，以养阴复脉。痰湿重者加法半夏12克，瓜蒌仁10克，以除湿化痰。气滞血瘀临床表现是胸胁绞痛阵作，膻中剧痛，牵引左肩臂手，甚则心痛彻背，胸闷憋气，肢冷汗出，面青唇紫，手足发青，舌质紫黯、苔薄白，脉弦结代。按照"通则不痛""血实宜决之"的治法，以理气活血法治疗。此法有调整人体肝疏泄的机能作用，亦即"疏其血气，令其条达"。据药理研究，认为本方有调节神经活动和内分泌的功能，以及消除斑块、疏通闭塞之血栓、降低血脂、扩冠、增加冠脉流量、改善微循环等作用。祖国医学认为"初病在气，久病入血"，如能及时调整疏泄功能，不使其向血病发展，防治未病。常用药物是：桃仁、红花各10克，川芎、苏木、延胡索、当归、桂枝各9克，丹参30克，赤芍15克。寒凝者加用苏合香丸或冠心苏合香丸以芳香温通。感寒者加细辛、肉桂以温经通阳。憋气闷窒加檀香、旋覆花等舒布胸膈。

以上两法，是临床上常见的，要针对本虚标实进行辨证论治，在具体运用时要在治本的基础上兼顾标实，在治标时不要过于耗伤正气，并要针对心气虚、肾阳亏、脾阳弱、肝气郁等病机，采用寒者温之、热者凉之、郁者舒之、闭者开之、瘀者破之、痰者豁之等治法，以恰合病机，准确掌握辨证论治。

此外，冠心病气虚血瘀或气滞血瘀，非3～5剂药可见效。须较长期服药方效，这是在临证时需要注意的。同时可将上药制成针剂片剂，方便患者服药和慢性患者长期服用。

三、典型病例

罗某，男，47岁，教师。于1983年7月26日入院。

患者于当日骑单车外出，走约1公里时，突感胸闷胸翳，大汗淋漓，肢冷，呼吸急速，即由家人用小汽车接回广州中医学院急诊观察室，即做心电图提示急性心肌缺血（下壁），经用消心痛、静脉滴注极化疗法、吸氧等治疗后，胸翳减轻，乃转入院治疗。望诊：神智清晰，体形壮实，面色隐灰，舌质暗淡、苔白腻。闻诊：呼吸平顺，语音清晰，无谵语郑声。切诊：四肢微温，有微汗出，脉象弦涩。检查：体温36.8℃，脉搏64次/分，呼吸18次/分，血压116/80毫米汞柱。神清，检查合作，颈软，心率64次/分，律整。两肺呼吸音正常，肝脾未扪及，未引出病理神经反射。复查心电图提示偶发性室上性早搏，不完全性右束支传导阻滞，下壁心肌梗死（急性—亚急性期）。X线检查为主动脉屈曲，呈主动脉型心脏。血清谷草转氨酶140单位，血沉降57毫米/时，胆固醇150毫克/分升，甘油三酯96毫克/分升，β-脂蛋白234毫克/分升，白细胞5 800个/立方毫米，中性76%，淋巴16%，伊红1%，杆状1%，嗜伊红球计数22个/立方毫米，红细胞406万/立方毫米。

诊断：真心痛（冠心病急性心肌梗死）。治疗经过：住院后按中医传统方法进行辨证论治。先用理气活血化瘀法治疗：桃仁、柴胡、枳壳、郁金各12克，川红花、砂仁、檀香各10克，川芎、赤芍各15克，丹参30克，白蔻仁9克，并用田七末3克（冲服），丹参针10毫升合10%的葡萄糖500毫升静脉点滴，用心电监测进行严密观察，服药后胸痛胸闷逐渐减轻。口干口苦，舌暗红、苔黄白腻，脉弦滑。辨证为有痰热表现。上方去砂仁、红花，加用黄芩、泽泻、石菖蒲、法半夏各12克。服药后胸翳胸闷痛消失，脉转沉细，考虑为有气虚表现，加用人参、桂枝各12克，黄芪30克，附子10克，以通阳益气，去桃仁、枳壳等耗气药。于1983年8月27日治愈出院，共住院32天。

参考文献

[1] 刘亦选. 论真心痛（内部资料），1983.

[2] 哈孝贤. 略论冠心病的本虚标实及其辨证治疗 [J]. 天津中医学院学报，1982（1）：12 – 14.

[3] 张文高. 益气活血法治疗冠心病研究发展及原理探讨 [J]. 山东中医杂志，1982（2）：91 – 94.

[4] 曹振华，高显信，陈金锭，等. 益气活血方"健心灵"对家兔实验性急性心肌缺血的影响 [J]. 山东中医学院学报，1981（3）：69 – 73.

[5] 周次清. 急性心肌梗塞的中医治疗 [J]. 山东中医学院学报，1983，7（2）：1 – 7.

[6] 高洪春. 从肝主疏泄探讨冠心病病因病机及防治 [J]. 山东中医杂志，1981（2）.

[7] 中医研究院西苑医院. 赵锡武医疗经验 [M]. 北京：人民卫生出版社，1980：7.

[8] 中国中医研究院. 岳美中论医集 [M]. 北京：人民卫生出版社，1978：105.

[9] 张介宾. 景岳全书：上册 [M]. 上海：上海科学技术出版社，1959：324.

[10] 王冰. 黄帝内经素问 [M]. 北京：人民卫生出版社，1979：581.

本文原载《新中医》，1984，9：1 – 4

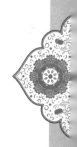

气虚、气滞在冠心病心血瘀阻证的发病作用研究

冼绍祥，黄鹂，刘小虹，刘亦选

摘要 **目的**：探讨在冠心病心血瘀阻证的发病中，气病致瘀的气滞心血瘀阻证和气虚心血瘀阻证的异同。**方法**：在冠心病心血瘀阻证的患者中分别对气滞心血瘀阻证、气虚心血瘀阻证间的内皮素（ET）、一氧化氮（NO）、血栓素 B_2（TXB_2）、6－酮－前列腺素 $F_{1\alpha}$（6－Keto－$PGF_{1\alpha}$）、血液流变学、血小板聚集率、心钠素（ANF）、高频心电图和心功能等指标进行观测比较。**结果**：气滞心血瘀阻证各指标的改变轻于气虚心血瘀阻证。**结论**：气滞心血瘀阻证病情相对较轻，是冠心病心血瘀阻证的初发阶段，气虚心血瘀阻证的病情较重，是气滞心血瘀阻证的进一步发展。

关键词 冠状动脉疾病/病因学；心脉痹阻/病因学；气虚；气滞

通过对冠心病心血瘀阻证的发病中，气病致瘀的气滞心血瘀阻证和气虚心血瘀阻证的血中内皮素（ET）、一氧化氮（NO）、血栓素 B_2（TXB_2）、6－酮－前列腺素 $F_{1\alpha}$（6－Keto－$PGF_{1\alpha}$）、血液流变学、血小板聚集率、心钠素（ANF）、高频心电图和心功能等指标的观测，着重探讨了两者在冠心病心血瘀阻证的发病中的差异，以进一步为冠心病心血瘀阻证的临床微观辨证提供客观依据。现将结果报道如下。

1 研究对象和方法

1.1 病例的选择

1.1.1 诊断标准

血瘀证诊断标准根据第二届全国活血化瘀研究学术会议修订的血瘀证诊断标准[1]及赖世隆等确定的宏观辨证标准[2]制定；冠心病（CHD）诊断标准遵照国际心脏病学会和协会（ISFC）及 WHO 临床命名标准化联合专题组报告《缺血性心脏病的命名及诊断标准》（1979 年）[3]；冠心病心血瘀阻证辨证标准按 1980 年及 1990 年全国会议制定的冠心病辨证分型标准[4]，并参考上述血瘀证的诊断标准；气虚证的辨证标准参考"中医虚证辨证参考标准"[5]；气滞证的辨证标准参考"冠心病中医辨证标准"[4]。

1.1.2 纳入标准

（1）冠心病气滞心血瘀阻证组：30 例，符合上述冠心病、冠心病心血瘀阻证及气滞证的诊断标准；（2）冠心病气虚心血瘀阻证组：30 例，符合上述冠心病、冠心病心血瘀阻证及气虚证的诊断标准。

1.1.3 排除标准

重度神经官能症；合并中度以上高血压；严重心肺功能不全；重度心律失常；严重肝、肾、造血系统原发性疾病；精神病患者；18 岁以下；妊娠或哺乳期妇女。

1.2 观测指标及检测方法

血液流变学检测用锥板黏度计法；血小板聚集率计算用比浊法；血浆 TXB_2、6 – Keto – $PGF_{1\alpha}$ 检测、ANF 检测、ET 检测均用放射免疫法；NO 检测用分光光度法；心功能检测用脉冲波多普勒超声心动图和高频心电图。以上各指标分别在广州中医药大学第一附属医院临床药理研究中心和化验室、医技科及内一科进行检测。

1.3 统计学分析

对于两组病例性别的比较采用行×列表资料的 χ^2 检验，而年龄的构成和其他各指标的比较，采取 t 检验。

1.4 病例资料及组间均衡性分析

结果见表1。两组病例在性别、年龄方面比较，差异均无显著性（$P > 0.05$），可以认为非处理因素是一致和均衡的，组间基线特征具有可比性。

表1 两组间基本情况比较

分类	$N_{case,total}$	$N_{case,male}$	$N_{case,female}$	$N_{age/(\bar{x}\pm s)a}$
气滞心血瘀阻证组（A）	30	17	13	57.53 ± 11.61
气虚心血瘀阻证组（B）	30	20	10	58.13 ± 9.68

2 结 果

2.1 两组血浆中 ET（ρ_{ET}）、NO（ρ_{NO}）的比较

表2显示，气虚心血瘀阻证组的血浆 NO 水平低于气滞心血瘀阻证组（$P < 0.01$），而血浆两者间比值 ρ_{ET}/ρ_{NO} 则高于气滞心血瘀阻证组（$P < 0.01$）。

表2 两组间血浆中 ET、NO 的比较（$\bar{x} \pm s$）

分类	$\rho_{ET/(pg \cdot mL-1)}$	$\rho_{NO/(\mu mol \cdot L-1)}$	ρ_{ET}/ρ_{NO}
气滞心血瘀阻证组（A）	52.41 ± 11.09	55.41 ± 11.51	0.96 ± 0.16
气虚心血瘀阻证组（B）	$69.30 \pm 10.20^{**}$	$47.09 \pm 11.52^{**}$	$1.53 \pm 0.31^{**}$

注：＊＊与气滞心血瘀阻证组比较，$P < 0.01$。

2.2 两组血浆中 TXB_2（ρ_{TXB_2}）、6 – Keto – $PGF_{1\alpha}$（$\rho_{6-Keto-PGF_{1\alpha}}$）的比较

表3显示，气虚心血瘀阻证组的 6 – Keto – $PGF_{1\alpha}$ 水平显著低于气滞心血瘀阻证组

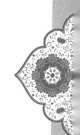

$(P < 0.01)$，TXB_2 及 $\rho_{TXB_2}/\rho_{6-Keto-PGF_{1\alpha}}$（$\rho_T/\rho_P$）值则明显高于气滞心血瘀阻证组 $(P < 0.01)$。

表3 两组间血浆中 TXB_2、$6-Keto-PGF_{1\alpha}$ 比较（$\bar{x} \pm s$）

分类	$\rho_{TXB_2}/(pg \cdot mL^{-1})$	$\rho_{6-Keto-PGF_{1\alpha}}/(pg \cdot mL^{-1})$	ρ_T/ρ_P
气滞心血瘀阻证组（A）	108.62 ± 21.24	59.65 ± 9.92	1.86 ± 0.43
气虚心血瘀阻证组（B）	$136.60 \pm 20.10**$	$48.17 \pm 8.58**$	$2.94 \pm 0.76**$

注：** 与气滞心血瘀阻证组比较，$P < 0.01$。

2.3 两组血浆中血小板聚集率、血液流变学比较

表4显示，气虚心血瘀阻证组的血小板聚集率明显高于气滞心血瘀阻证组（$P < 0.01$）；气虚心血瘀阻证患者的全血黏度（η_{WBV}）、还原黏度（η_{RBV}）、红细胞压积（ψ_{HCT}）、聚集指数（I_{AI}）显著高于气滞心血瘀阻证组（$P < 0.01$ 或 $P < 0.05$），而血浆黏度（η_{PV}）、总积分（N_{TS}）明显低于气滞心血瘀阻证组（$P < 0.01$ 或 $P < 0.05$）。

表4 两组间血小板聚集率、血液流变学比较（$\bar{x} \pm s$）

分类	$P_{PAR}/\%$	$\eta_{WBV}/(mPa \cdot s^{-1})$	$\eta_{PV}/(mPa \cdot s^{-1})$	$\eta_{RBV}/(mPa \cdot s^{-1})$
气滞心血瘀阻证组（A）	80.34 ± 11.07	12.55 ± 2.59	2.08 ± 0.21	24.36 ± 4.28
气虚心血瘀阻证组（B）	$87.10 \pm 5.75**$	$15.35 \pm 3.07**$	$1.95 \pm 0.18*$	$28.99 \pm 3.82*$

分类	$\psi_{HCT}/\%$	I_{AI}	N_{TS}
气滞心血瘀阻证组（A）	45.80 ± 4.40	2.77 ± 0.41	28.67 ± 5.08
气虚心血瘀阻证组（B）	$49.80 \pm 5.07**$	$2.95 \pm 0.45*$	$24.13 \pm 4.99**$

注：* 与气滞心血瘀阻证组比较，$P < 0.05$，** $P < 0.01$（下同）。

2.4 两组血中 ANF 和高频心电图的比较

表5显示，气虚心血瘀阻证组的 ANF 水平、高频心电图的阳性率 $p_{(HFECG)}$ 均比气滞心血瘀阻证组高（$P < 0.01$ 或 $P < 0.05$）。

表5 两组间 ANF、高频心电图阳性率比较（$\bar{x} \pm s$）

分类	$\rho_{(ANF)}/(pg \cdot mL^{-1})$	$p_{(HFECG)}/\%$
气滞心血瘀阻证组（A）	234.64 ± 51.03	76.67 ± 4.82
气虚心血瘀阻证组（B）	$292.88 \pm 44.75**$	$86.67 \pm 5.17*$

2.5 两组心功能的比较

表6显示，气虚心血瘀阻证组的每分心输出量 qv_{CO}、心脏指数 I_{CI} 和心肌收缩指数

I_{MCI} 均低于气滞心血瘀阻证组（$P < 0.01$ 或 $P < 0.05$），左室射血时间 t_{LVET} 明显较气滞心血瘀阻证组延长（$P < 0.01$）。

表6 两组间心功能比较（$\bar{x} \pm s$）

Group	t_{LVET}/ms	$qv_{CO}/$（$L \cdot min^{-1}$）	$I_{CI}/$（$L \cdot min^{-1} \cdot m^{-2}$）	I_{MCI}
气滞心血瘀阻证组（A）	298.15 ± 28.61	3.97 ± 0.69	2.94 ± 0.50	14.46 ± 3.10
气虚心血瘀阻证组（B）	334.69 ± 40.43**	3.57 ± 0.71*	2.18 ± 0.53**	10.83 ± 2.45**

3 讨 论

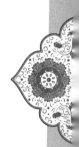

许多研究认为随着冠状动脉缺血时间的延长，血浆 ET 含量升高越显著，NO 水平则降低更明显[6]；另外，急性缺氧状态下，虽然循环内皮细胞的数目增多，但都是生活状态的细胞和成片脱落的细胞群，使基底膜裸露，易于血栓形成，能诱发更为严重的血循环障碍性病变[7]。本研究气虚心血瘀阻证组与气滞心血瘀阻证组间 ET、NO 及血浆 ET 和 NO 的比值的比较结果表明，冠心病心血瘀阻证中气虚心血瘀阻证患者的血管内皮细胞的损伤程度比气滞心血瘀阻证患者严重，ET 与 NO 间的平衡遭到更严重的破坏，平衡明显倾向于 ET。因此，气虚心血瘀阻证组的促血管收缩、促血小板功能亢进、促血管平滑肌细胞增殖的因素占有更为明显的优势。而 TXB_2、$6 - Keto - PGF_{1\alpha}$ 及 ρ_T/ρ_P 比值在两组间比较的结果，再次证明冠心病心血瘀阻证中气虚心血瘀阻证的病情重于气滞心血瘀阻证。由于气虚心血瘀阻证的血管内皮细胞受损更重，它合成、分泌的 PGI_2 降低更明显，所以由代谢产生的 $6 - Keto - PGF_{1\alpha}$ 值较其他组更低；又由于各种原因（包括 ET、NO 间的失衡）使该证的血小板功能亢进，它合成的 TXA_2 升高较气滞心血瘀阻证组更为明显，故其代谢产物 TXB_2 高于其他组，由此可知气虚心血瘀阻证患者的 TXA_2、PGI_2 失衡严重于气滞心血瘀阻证患者，故两者比值 ρ_T/ρ_P 值明显较其增高，而 TXA_2、PGI_2 间的失衡又会进一步加重血管的收缩、血小板功能的亢进等异常变化。

气虚心血瘀阻证组和气滞心血瘀阻证组比较，正是由于 ET 与 NO、TXA_2 与 PGI_2 的失衡更严重等原因，使该型各种促进血小板功能的因素的异常更明显，所以它的血小板聚集功能亢进较气滞心血瘀阻证者更严重，血小板聚集率显著升高，从而更易于形成血栓，造成微循环障碍。血液流变学的检测结果提示了冠心病心血瘀阻证中，气滞心血瘀阻证的血液流变学以血浆成分增多，血液凝聚性增高为特点；气虚心血瘀阻证则以血细胞成分增多，血浆成分相对减低为重要特点。血浆心钠素水平的比较再次证明，气虚心血瘀阻证患者的病情重于气滞心血瘀阻证患者，其心房的扩张和压力的增加更为显著；而高频心电图的阳性率比较说明气虚心血瘀阻证组的心肌损伤程度重于气滞心血瘀阻证组；心功能的对比提示气虚心血瘀阻证患者的心室收缩功能受损程度较气滞心血瘀阻证组更明显，它处于严重的低心泵功能，低心输出量状态，而气滞心血瘀阻证组的心功能受损程度较轻。正因为如此，才出现心钠素在各组不同水平的结果，进一步证明了气虚心血瘀阻证的病情重于气滞心血瘀阻证。

综上所述，冠心病中由气病致瘀的气虚心血瘀阻证和气滞心血瘀阻证患者都存在内皮细胞的损伤，血管张力的升高，血小板功能的亢进，血液的异常浓、黏、凝、聚，心脏收缩功能的减退，心肌的损伤等。但总体上，气虚心血瘀阻证患者的各方面变化均明显严重于气滞心血瘀阻证患者，说明气虚心血瘀阻证是气滞心血瘀阻证的进一步发展。

参考文献

［1］第二届全国活血化瘀研究学术会议. 血瘀证诊断标准［J］. 中西医结合杂志，1987，7（3）：129.

［2］赖世隆，曹桂婵，梁伟雄，等. 中医证候的数理统计基础及血瘀证宏观辨证计量化初探［J］. 中国医药学报，1988，3（6）：27.

［3］中华人民共和国卫生部. 中药新药临床研究指导原则：中药新药治疗胸痹（冠心病心绞痛）的临床研究指导原则［M］. 北京：人民卫生出版社，1993：41-45.

［4］中国中西医结合学会心血管学会. 冠心病中医辨证标准［J］. 中西医结合杂志，1991，11（5）：257.

［5］全国虚证研讨会议. 中医虚证辨证参考标准［J］. 中西医结合杂志，1987，7（10）：598.

［6］雷燕，钟蓓，史大卓，等. 犬急性心肌缺血时循环内皮素和一氧化氮的变化及其相关酶的基因表达［J］. 中国循环杂志，1997，12（5）：357-359.

［7］温祥云，麻增林. 急性缺氧状态下循环内皮细胞的实验研究病理学（摘要）［J］. 中国循环杂志，1997，12（3）：225.

本文原载《广州中医药大学学报》，2001，18（1）：34-37

通便宁治疗实证便秘 313 例临床总结

郑筱文[1]　陈露西[1]　朱柏华[1]　刘亦选[2]

（1. 广州奇星药业有限公司，广州 510310；

2. 广州中医药大学第一附属医院，广州 510405）

摘要　本研究应用通便宁治疗实证型便秘 313 例，并用润肠丸作对照治疗 52 例，清泻丸作对照治疗 42 例。结果表明，治疗组总有效率为 95.52%，与两对照组（总有效率分别为 88.45% 和 85.71%）比较，有非常显著性差异（$P < 0.01$）。

关键词　通便宁/治疗作用；便秘/中药疗法

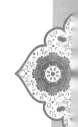

通便宁是广州奇星药厂研制的新产品，由番泻叶、牵牛子、砂仁、白豆蔻等中药组成。该药具有宽中理气、泻下通便的功能，主治实证型便秘。根据卫生部药政局（89）ZL-032 号批文，我们制定了 Ⅱ 期临床研究方案，在广东省中医院、广东省人民医院、广州医学院第一附属医院进行了临床试验。现将结果报告如下。

1　资料和方法

全部病例共 407 例（来自上述医院门诊和住院患者），随机分为治疗组（通便宁组）313 例，对照 1 组（润肠丸组）52 例，对照 2 组（清泻丸组）42 例。

1.1　一般资料

1.1.1　性别。治疗组男性 165 例，女性 148 例；对照 1 组男性 31 例，女性 21 例；对照 2 组男性 19 例，女性 23 例，三组对比，无显著性差异，$P > 0.05$。

1.1.2　年龄。治疗组年龄最大 87 岁，最小 19 岁，平均 50.27 岁；对照 1 组年龄最大 80 岁，最小 20 岁，平均 50.23 岁；对照 2 组年龄最大 81 岁，最小 20 岁，平均 46.26 岁。三组对比，无显著性差异，$P > 0.05$。

1.1.3　病程。治疗组病程最长 10 年，最短 1 个月，平均 20.5 个月；对照 1 组病程最长 8 年，最短 1 个月，平均 16.21 个月；对照 2 组病程最长 9 年，最短 1 个月，平均 11.30 个月。三组对比，无显著性差异，$P > 0.05$。

1.2　病例选择

以实证型便秘患者为观察对象。

1.2.1　中医诊断标准。参照全国高等医药院校教材《中医内科学（第 5 版）》，大便秘结不通，排便时间延长，或虽有便意，而排便困难。

1.2.2 辨证标准。腹痛拒按，腹胀，口干口苦，食欲不振，大便干结，小便短赤，舌红苔黄，脉弦滑数。

1.2.3 纳入标准。凡符合中医实证便秘诊断和辨证的患者。

1.2.4 排除标准。观察项目中有关资料不完整者；缺乏客观性、可比性者；同时应用与本品相似的药物，影响疗效观察者；危重疾病所引起的实证便秘者。

1.3 治疗方法

1.3.1 治疗组。每次口服通便宁4片，每天1次；如8小时内仍未排便，即再服4片。温开水送服，2~3天为1疗程。

1.3.2 对照1组。每次4丸，每天3次；温开水送服，2~3天为1疗程。

1.3.3 对照2组。每次1瓶，每天1次；温开水送服，2~3天为1疗程。

1.4 观测项目

治疗前后各做1次血常规及肝、肾功能检查，按计划要求记录各项观察指标和不良反应。

1.5 疗效评定标准

显效：服药后8小时内排便。有效：服药2次，从第1次服药时间算起，48小时内排便；习惯性便秘（指已习惯6~7天排便1次的患者），在服药3次后12小时内排便。无效：服药2次以上，48小时后仍未排便。

2 结　果

2.1 疗效分析

见表1，治疗组的显效率为57.83%，总有效率为95.53%；对照1组的显效率为21.15%，总有效率为88.46%；对照2组的显效率为38.10%，总有效率为85.71%。治疗组与对照1、2组比较，$P < 0.01$，有非常显著性差异，表明治疗组的疗效优于对照组。

表1 各组疗效比较

组别	总例数/例	显效/例	有效/例	无效/例	显效率/%	总有效率/%
治疗组	313	181	118	14	57.83	95.53
对照1组	52	11	35	6	21.15	88.46
对照2组	42	16	20	6	38.10	85.71

2.2 不良反应

个别患者在服用后出现腹痛，排便后腹痛消失。

2.3 症状疗效分析

见表2，在症状改善方面，通便宁对腹痛、口干的改善较明显，与两对照组比较，有非常显著性差异（$P<0.01$）；对食欲不振的改善明显，与两组对照组比较，有显著性差异（$P<0.05$）；对腹胀、口苦的改善，与两对照组比较，无显著性差异（$P>0.05$）。

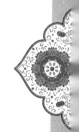

表2 各组治疗前后主要症状比较

症状	治疗组			对照1组			对照2组		
	治疗前/例	消失/例	消失率/%	治疗前/例	消失/例	消失率/%	治疗前/例	消失/例	消失率/%
腹痛	171	114	66.67	21	10	47.62	26	14	53.85
腹胀	224	170	75.89	32	20	62.50	34	21	61.76
口干	191	110	57.59	28	7	25.00	32	13	40.63
口苦	200	129	64.50	19	8	42.11	29	17	58.62
食欲不振	175	103	58.86	19	7	36.84	30	11	36.67

3 讨 论

临床研究表明：通便宁治疗实证便秘的显效率为 57.83%，总有效率为 95.53%；润肠丸的显效率为 21.15%，总有效率为 88.46%；清泻丸的显效率为 38.10%，总有效率为 85.71%。治疗组与对照组比较，有非常显著性差异（$P < 0.01$）。说明通便宁治疗实证便秘的疗效优于对照组。

通便宁是中药复方制剂，适用于实证便秘。方中番泻叶含有蒽醌甙，能泻下导滞；牵牛子能刺激肠黏膜，使肠道分泌增加，蠕动增强而产生泻下作用。二药配伍，相须为用。但二药性味均偏苦寒，故又配伍适量辛温芳香之豆蔻与砂仁，既化湿行气，又温中健脾，故临床上取得较好的疗效。

本文原载《中药新药与临床药理》，2000，11（2）：74 - 75

益气、行气活血法在冠心病心血瘀阻证中的治疗作用研究

冼绍祥[1]　黄鹏[2]　刘小虹[1]　刘亦选[1]

(1. 广州中医药大学第一附属医院内科，广东广州 510405；

2. 新南方现代中医药科技有限公司，广东广州 510310)

摘要　目的：探讨行气活血法和益气活血法对冠心病心血瘀阻证的治疗原理，为临床辨证用药提供依据。方法：从冠心病患者中随机抽取气滞心血瘀阻证 30 例和气虚心血瘀阻证 30 例，再将它们随机分配到行气活血法组和益气活血法组中治疗，检测治疗前后的症状、体征、血小板聚集率、血液流变学及心钠素的变化。结果：行气活血法和益气活血法都可以改善患者血小板功能亢进，血液的浓、黏、凝、聚状态，而益气活血法还可增强心功能、减轻心房的压力和扩张程度，而且发现 2 种治法在对证治疗时，效果最佳。结论：辨证论治能发挥治疗的最大效应。

关键词　益气活血；行气活血；冠状动脉疾病；心血瘀阻

近年来，对冠心病心血瘀阻证的微观诊断研究取得了重大的进展，不少专家学者已注意到冠心病心血瘀阻证是一个复杂的症候群，是涉及多方面改变的疾病。对冠心病心血瘀阻证的研究已涉及心脏、血管、血液三方面的因素，而且初步探讨了气血的关系。然而，冠心病心血瘀阻证气血关系的研究基本上是集中在气虚方面，而对气滞的影响及益气活血法和行气活血法的作用涉及很少。为此，本研究将对以上问题作一尝试探求，初步研究益气活血法和行气活血法的治疗作用机制。

1　对象与方法

1.1　病例选择

观察病例血瘀证诊断标准根据第二届全国活血化瘀研究学术会议修订的血瘀证诊断标准[1]及赖世隆等确定的宏观辨证标准[2]制定；冠心病诊断标准遵照国际心脏病学会和协会及世界卫生组织临床命名标准化联合专题组报告《缺血性心脏病的命名及诊断标准》[3]；冠心病心血瘀阻证辨证标准按 1980 年及 1990 年全国会议制定的冠心病辨证分型标准[4]，并参考上述血瘀证的诊断标准；气虚证的辨证标准参考《中医虚证辨证参考标准》[5]；气滞证的辨证标准参考《冠心病中医辨证标准》[4]。并排除重度神经官能症；合并中度以上高血压；严重心肺功能不全；重度心律失常；严重肝、肾、造血系统原发性疾病；精神病患者；18 岁以下；妊娠或哺乳期妇女。

1.2 一般资料

观察病例 60 例，其中气滞心血瘀阻证 30 例，男 16 例，女 14 例，平均年龄 57.10±11.77 岁；气虚心血瘀阻证 30 例，男 20 例，女 10 例，平均年龄 58.13±9.21 岁。2 种证型中的每个病例都采用简单随机法，随机数字的获得由 CASIO 计算器上的 INV、RAN 键完成。令末位数为奇数的随机数字对应的顺序号患者分配至益气活血法组；若为偶数，则分配至行气活血法组。病例资料及组间均衡性分析表明，每个证型在每个治疗组的性别、年龄方面的比较，差异无显著性意义，可以认为各组的非处理因素是一致和均衡的，组间基线特征具有可比性。

1.3 治疗方法

1.3.1 益气活血法。黄芪注射液（主要成分为黄芪，成都地奥九泓制药厂生产）20 毫升，用 0.9% 生理盐水 250 毫升稀释；血栓通注射液（主要成分为三七，广东永康药业股份有限公司生产）12 毫升，用 0.9% 生理盐水 250 毫升稀释。2 药静滴，每天 1 次，连用 20 天。

1.3.2 行气活血法。血栓通注射液 12 毫升，用 0.9% 生理盐水 250 毫升稀释，静滴，每天 1 次，连用 20 天；金铃子散（金铃子、延胡索各 30 克），头煎加水 400 毫升，水煎 30 分钟，取汁 150 毫升，复煎加水 300 毫升，取汁 150 毫升，2 煎混匀，每天 1 剂，连服 20 天。

用药期间，停用一切对微循环有影响的药物及具有补气、理气、活血作用的中药。

1.4 观测指标

症状、舌、脉的变化；血液流变学（锥板黏度计法）；血小板聚集率（比浊法）；心钠素（放射免疫法）。

1.5 统计学分析

每个证型组在 2 组间性别和临床症状、体征的改善程度的比较用行×列表资料的 χ^2 检验，而年龄构成和其他各指标的比较，采用 t 检验。

2 结 果

2.1 治疗前后主要症状、体征的变化

2.1.1 2 组治疗前后主要症状、体征的变化比较，见表 1。

表1　2组治疗前后主要症状、体征变化比较

改善例/治前例（%）

症状	气滞心血瘀阻证组		气虚心血瘀阻证组	
	益气活血法	行气活血法	益气活血法	行气活血法
心前区疼痛	5/16（31.3）	12/14（85.7）**	12/17（70.6）**	5/13（38.5）
胸闷	4/14（28.6）	11/13（84.6）**	12/14（85.7）**	6/13（46.2）
心悸怔忡	6/15（40.0）	7/11（63.6）*	9/12（75.0）**	4/11（36.4）
舌质紫暗、有瘀斑	5/12（41.7）	9/11（81.8）**	11/15（73.3）*	3/12（25.0）
脉细涩	5/14（35.7）	10/12（83.3）**	9/16（56.3）*	5/11（45.5）

注：2 治疗组间比较，$*P < 0.05$，$**P < 0.01$。

2.2　治疗前后各指标的变化

2.2.1　2组血小板聚集率治疗前后比较，见表2。

表2　2组血小板聚集率治疗前后比较（$\bar{x} \pm s$）

分组	益气活血法		行气活血法	
	治疗前	治疗后	治疗前	治疗后
气虚心血瘀阻证组	89.49±8.25	76.28±7.94**	84.53±6.94	85.27±8.02
气滞心血瘀阻证组	82.40±11.80	83.02±11.04	77.98±10.08	57.67±11.69**

注：2 种治法治疗前后比较，$**P < 0.01$。

2.2.2　2组血液流变学指标治疗前后比较，见表3、表4。

表3　气滞心血瘀阻证组血液流变学指标治疗前后比较（$\bar{x} \pm s$）

项目	益气活血法		行气活血法	
	治疗前	治疗后	治疗前	治疗后
全血黏度	11.99±3.00	12.18±2.95	13.19±1.95	7.06±1.23**
血浆黏度	2.03±0.22	1.98±0.20	1.94±0.20	1.35±0.30**
还原黏度	25.50±3.90	24.79±3.84	23.07±4.46	12.98±2.97**
红细胞压积（%）	46.70±4.70	47.56±4.53	44.79±3.94	24.28±5.90**
聚集指数	2.84±0.45	2.85±0.46	2.69±0.36	1.82±0.41**
总结分	29.13±5.32	28.19±4.79	28.14±4.94	15.86±5.55**

注：2 种治法治疗前后比较，$**P < 0.01$。

表4 气虚心血瘀阻证组血液流变学指标治疗前后比较（$\bar{x} \pm s$）

项目	益气活血法		行气活血法	
	治疗前	治疗后	治疗前	治疗后
全血黏度	13.85 ± 3.17	8.23 ± 2.17**	16.03 ± 4.12	15.85 ± 5.09
血浆黏度	1.87 ± 0.15	1.61 ± 0.14**	2.04 ± 0.21	2.03 ± 0.16
还原黏度	26.75 ± 2.98	20.15 ± 3.05**	30.42 ± 4.35	29.59 ± 4.13
红细胞压积（%）	49.80 ± 5.07	34.72 ± 4.91**	49.80 ± 5.07	51.24 ± 6.83
聚集指数	3.07 ± 0.37	2.58 ± 0.39**	2.82 ± 0.26	2.87 ± 0.25
总积分	26.18 ± 5.32	15.97 ± 3.45**	21.86 ± 4.73	22.13 ± 3.95

注：2 种治法治疗前后比较，$**P < 0.01$。

2.2.3 2 组心钠素治疗前后的比较，见表5。

表5 2 组心钠素治疗前后比较（$\bar{x} \pm s$）

单位：pg/mL

分组	益气活血法		行气活血法	
	治疗前	治疗后	治疗前	治疗后
气滞心血瘀阻证组	243.61 ± 60.05	246.36 ± 61.68	224.38 ± 37.90	222.79 ± 39.01
气虚心血瘀阻证组	292.88 ± 44.75	250.83 ± 49.28**	292.88 ± 44.75	286.45 ± 42.58

注：2 种治法治疗前后比较，$**P < 0.01$。

3 讨 论

3.1 宏观辨证

从 2 种证型运用不同的治法治疗后的症状、体征的改善情况来看，冠心病气滞心血瘀阻证组运用行气活血法的效果明显优于益气活血法，冠心病气虚心血瘀阻证组运用益气活血法的效果则显著优于行气活血法，这些结果从宏观上证明了辨证论治的正确性。

3.2 微观辨证

血小板聚集率和血液流变学：冠心病气滞心血瘀阻证组，益气活血法的治疗效果不明显；行气活血法治疗后，血小板聚集率、全血黏度、血浆黏度、红细胞压积、还原黏度、聚集指数及总积分显著降低。冠心病气虚心血瘀阻证组，行气活血法治疗后无明显效果；益气活血法治疗后，血小板聚集率、全血黏度、血浆黏度、红细胞压积、还原黏度、聚集指数及总积分都显著降低，效果不如行气活血法治疗气滞心血瘀阻证组的效果好，证明了气虚心血瘀阻证的病情重于气滞心血瘀阻证，并再次证明必须辨证论治。2种治疗方法都可以一定程度地纠正血小板功能亢进，其中可能的作用机制之一是受损的内皮细胞得到修复，从而使 NO 与 ET、TXA_2 与 PGI_2 间的失衡得以改善，控制了激活血小板的因素，改善血液的浓、黏、凝、聚状态。

心钠素：冠心病气滞心血瘀阻证组运用 2 种治疗方法后，心钠素水平无明显变化。冠心病气虚心血瘀阻证组，行气活血法无效，益气活血法则明显降低血浆心钠素含量，证明了益气活血法可以增强心功能，增加心输出量，减轻心室的容量负荷，从而缓解了心房的扩张和压力。

3.3　治疗机制

中医理论认为黄芪能补益心气，三七可活血化瘀，金铃子散能疏肝理气，目前，黄芪和三七已制成黄芪注射液和血栓通注射液。为了研究益气活血法和行气活血法的作用机制，我们将黄芪注射液与血栓通注射液合用，以益气活血；血栓通注射液与金铃子散合用以行气活血。综合以上研究，无论血栓通注射液和金铃子散组成的行气活血法，还是黄芪注射液和血栓通注射液组成的益气活血法，都可以抑制血小板功能亢进，改善红细胞变形性，降低血液的浓度、黏度、聚集性及凝滞度等，而且益气活血法还可以增强心功能，增加心输出量，降低心房压力和减缓心房扩张。究竟哪种治疗方法效果更好，这取决于对证论治，所以我们在临床上必须辨证论治准确，才能收到最好的治疗效果。

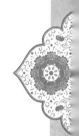

参考文献

[1] 第二届全国活血化瘀研究学术会议. 血瘀证诊断标准［J］. 中西医结合杂志，1987，7（3）：129.

[2] 赖世隆，曹桂婵，梁伟雄，等. 中医证候的数理统计基础及血瘀证宏观辨证计量化初探［J］. 中国医药学报，1988，3（6）：27.

[3] 中华人民共和国卫生部. 中药新药临床研究指导原则：中药新药治疗胸痹（冠心病心绞痛）的临床研究指导原则［M］. 北京：人民卫生出版社，1993：41-45.

[4] 中国中西医结合学会心血管学会. 冠心病中医辨证标准［J］. 中西医结合杂志，1991，11（5）：257.

[5] 全国虚证研讨会议. 中医虚证辨证参考标准［J］. 中西医结合杂志，1987，7（10）：598.

本文原载《新中医》，2001，33（4）：14-16

益气、行气活血法在冠心病心血瘀阻证中的作用机理探讨

冼绍祥[1]　黄鹏[2]　刘小虹[1]　刘亦选[1]

（1. 广州中医药大学第一附属医院内科，广东广州 510405；

2. 新南方现代中医药科技有限公司，广东广州 510310）

摘要　目的：初步探讨行气活血法和益气活血法在治疗冠心病心血瘀阻证中的作用机理。方法：从冠心病患者中随机选择气滞心血瘀阻证 30 例和气虚心血瘀阻证 30 例，并随机分配到行气活血法组和益气活血法组中治疗，检测治疗前后的一氧化氮（NO）、内皮素（ET）、血栓素 B_2（TXB_2）、6-酮-前列腺素 $F_{1\alpha}$（$6-Keto-PGF_{1\alpha}$）的变化。结果：气虚心血瘀阻证患者的血管内皮细胞的损伤程度比气滞心血瘀阻证患者严重，ET 与 NO 间的平衡遭到更严重的破坏，平衡明显倾向于 ET；气虚心血瘀阻证患者 TXB_2、$6-Keto-PGF_{1\alpha}$ 失衡严重于气滞心血瘀阻证患者；行气活血法和益气活血法都可以改善患者 ET 与 NO、TXB_2 与 $6-Keto-PGF_{1\alpha}$ 间的平衡；2 种治法对证治疗时，效果最佳。结论：辨证论治能发挥治疗的最大效应。益气活血法、行气活血法治疗冠心病心血瘀阻证的作用机理可能与其修复受损的内皮细胞，调节 ET 与 NO、TXB_2 与 $6-Keto-PGF_{1\alpha}$ 间的平衡有关。

关键词　冠状动脉疾病；心血瘀阻；益气活血；行气活血

目前冠心病心血瘀阻证的研究已涉及心脏、血管、血液三方面的因素，而且初步探讨了气血的关系。然而，冠心病心血瘀阻证气血关系的研究基本上是集中在气虚的作用，而对气滞的影响及益气活血法和行气活血法的作用及其机理涉及很少。本课题组在探讨了冠心病心血瘀阻证益气活血法和行气活血法作用的基础上，对益气活血法和行气活血法在治疗冠心病心血瘀阻证中的作用机理进行了初步的研究。

1　对象与方法

1.1　病例选择

观察病例血瘀证诊断标准根据第二届全国活血化瘀研究学术会议修订的血瘀证诊断标准[1]及赖世隆等确定的宏观辨证标准[2]制定；冠心病诊断标准遵照国际心脏病学会和协会及世界卫生组织临床命名标准化联合专题组报告《缺血性心脏病的命名及诊断标准》[3]；冠心病心血瘀阻证辨证标准按 1980 年及 1990 年全国会议制定的冠心病中医辨证标准[4]，并参考上述血瘀证的诊断标准；气虚证的辨证标准参考《中医虚证辨证参考标准》[5]；气滞证辨证标准参考《冠心病中医辨证标准》[4]。并排除重度神经官能症；合并中度以上高血压；严重心肺功能不全；重度心律失常；严重肝、肾、造血系统

原发性疾病；精神病患者；18 岁以下者；妊娠或哺乳期妇女。

1.2　一般资料

观察病例 60 例，均为 1999 年 3 月至 2000 年 3 月本院心内科的住院患者。其中气滞心血瘀阻证组（同时兼有心血瘀阻和气滞证）30 例，男 16 例，女 14 例，平均年龄 57.10 ± 11.77 岁；气虚心血瘀阻证组（同时兼有心血瘀阻和气虚证）30 例，男 20 例，女 10 例，平均年龄 58.13 ± 9.21 岁。气滞心血瘀阻证组和气虚心血瘀阻证组各自采用简单随机法再分为益气活血法亚组和行气活血法亚组。益气活血法亚组采用益气活血法治疗；行气活血法亚组采用行气活血法治疗。气滞心血瘀阻证组和气虚心血瘀阻证组 2 组间均衡性分析表明，2 组间的性别、年龄方面的比较，差异无显著性意义，具有可比性。2 组治疗前 ET、NO、ET/NO、TXB_2、6 – Keto – $PGF_{1\alpha}$ 及 T/P 的比较，差异有非常显著性意义，见表 1。

表 1　2 组治疗前 ET、NO、ET/NO、TXB_2、6 – Keto – $PGF_{1\alpha}$ 及 T/P 的比较

项目	气滞心血瘀阻证组（$n = 30$）	气虚心血瘀阻证组（$n = 30$）
ET/pg·ml^{-1}	52.41 ± 11.09	69.30 ± 10.20[※]
NO/μmol·L^{-1}	55.41 ± 11.51	47.09 ± 11.52[※]
ET/NO	0.96 ± 0.16	1.53 ± 0.31[※]
TXB_2/pg·mL^{-1}	108.62 ± 21.24	136.60 ± 20.10[※]
6 – Keto – $PGF_{1\alpha}$/pg·mL^{-1}	59.65 ± 9.92	48.17 ± 8.58[※]
T/P	1.86 ± 0.43	2.94 ± 0.76[※]

注：与气滞心血瘀阻证组比较，[※]$P < 0.01$。

1.3　治疗方法

1.3.1　益气活血法。黄芪注射液（主要成分含黄芪，成都地奥九泓制药厂生产）20 mL，用 0.9% 生理盐水 250 mL 稀释；血栓通注射液（主要成分含三七，广东永康药业股份有限公司生产）12 mL，用 0.9% 生理盐水 250 mL 稀释。2 药静滴，每天 1 次，连用 20 天。

1.3.2　行气活血法。血栓通注射液 12 mL，用 0.9% 生理盐水 250 mL 稀释，静滴，每天 1 次，连用 20 天；金铃子散（金铃子、延胡索各 30 g），头煎加水 400 mL，水煎 30 分钟，取汁 150 mL，复煎加水 300 mL，取汁 150 mL，2 煎混合，每天 1 剂，连服 20 天。

用药期间，停用一切对微循环有影响的药物及具有补气、理气、活血作用的中药。

1.4　观测指标

症状、舌、脉的变化；TXB_2、6 – Keto – $PGF_{1\alpha}$（用放射免疫法）、ET（用放射免疫法）、NO（用分光光度法）。

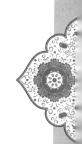

1.5 统计学分析

每种证型组在 2 组间性别和临床症状、体征的改善程度的比较用行×列表资料的 χ^2 检验，而年龄构成和其他各指标的比较，采用 t 检验。

2 结 果

2.1 2 组治疗前后主要症状、体征的变化比较

2 组治疗前后主要症状、体征的变化比较，见表 2。

表 2 2 组治疗前后症状、体征的变化比较

改善例/治前例（%）

项目	气滞心血瘀阻证组		气虚心血瘀阻证组	
	益气活血法 （$n=16$）	行气活血法 （$n=14$）	益气活血法 （$n=17$）	行气活血法 （$n=13$）
心前区疼痛	5/16（31.3）	12/14（85.7）※※	12/17（70.6）※※	5/13（38.5）
胸闷	4/14（28.6）	11/13（84.6）※※	12/14（85.7）※※	6/13（46.2）
心悸怔忡	6/15（40.0）	7/11（63.6）※	9/12（75.0）※※	4/11（36.4）
舌质紫暗、有瘀斑	5/12（41.7）	9/11（81.8）※※	11/15（73.3）※※	3/12（25.0）
脉细涩	5/14（35.7）	10/12（83.3）※※	9/16（56.3）※	5/11（45.5）

注：组内不同治法比较，※$P<0.05$，※※$P<0.01$。

2.2 2 组 ET、NO、ET/NO 治疗前后变化比较

2 组 ET、NO、ET/NO 治疗前后变化比较，见表 3。

表 3 2 组 ET、NO、ET/NO 治疗前后变化比较（$\bar{x}\pm s$）

项目	气滞心血瘀阻证组				气虚心血瘀阻证组			
	益气活血法（$n=16$）		行气活血法（$n=14$）		益气活血法（$n=17$）		行气活血法（$n=13$）	
	治疗前	治疗后	治疗前	治疗后	治疗前	治疗后	治疗前	治疗后
ET/ pg·mL^{-1}	52.8±11.4	52.5±11.1	51.9±11.1	50.4±11.4	67.8±6.1	58.9±5.8※	69.9±7.3	68.6±8.9
NO/ μmol·L^{-1}	55.2±12.5	55.7±12.6	55.6±10.7	74.3±10.6※	48.8±11.0	58.3±11.8※	46.4±11.5	47.1±12.1
ET/NO	0.97±0.17	0.96±0.18	0.94±0.15	0.58±0.13※	1.56±0.33	1.20±0.22※	1.49±0.27	1.45±0.24

注：同组 2 种治法治疗前后比较，※$P<0.01$。

2.4　2 组 TXB_2、$6-Keto-PGF_{1\alpha}$、T/P 治疗前后变化比较

2 组 TXB_2、$6-Keto-PGF_{1\alpha}$、T/P 治疗前后变化比较，见表 4。

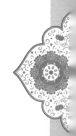

表4　2 组 TXB_2、$6-Keto-PGF_{1\alpha}$ 及 T/P 治疗前后变化比较 $(\bar{x} \pm s)$

项目	气滞心血瘀阻证组				气虚心血瘀阻证组			
	益气活血法 (n = 16)		行气活血法 (n = 14)		益气活血法 (n = 17)		行气活血法 (n = 13)	
	治疗前	治疗后	治疗前	治疗后	治疗前	治疗后	治疗前	治疗后
$TXB_2/$ pg·mL^{-1}	104.2 ± 19.4	105.3 ± 19.9	112.8 ± 22.6	89.9 ± 22.6※	128.4 ± 19.1	109.9 ± 18.3※	141.1 ± 21.6	140.3 ± 20.1
$6-Keto-PGF_{1\alpha}/$ pg·mL^{-1}	60.2 ± 10.4	59.4 ± 10.8	59.3 ± 9.8	80.0 ± 8.24※	47.2 ± 7.2	29.5 ± 8.6※	50.5 ± 9.2	51.1 ± 6.8
T/P	1.78 ± 0.38	1.89 ± 0.37	1.94 ± 0.48	1.13 ± 0.29※	2.83 ± 0.72	3.58 ± 0.94※	2.98 ± 0.97	2.87 ± 0.95

注：同组同种治法治疗前后比较，※$P < 0.01$。

3　讨　　论

3.1　症状体征

从各种证型运用不同治法治疗后的症状、体征的改善情况来看，冠心病气滞心血瘀阻证组运用行气活血法的效果明显优于益气活血法，冠心病气虚心血瘀阻证组则益气活血法的效果显著优于行气活血法，这些结果表明了正确辨证论治对治疗作用的重要性。

3.2　治疗药物

中医理论认为黄芪能补益心气，三七可活血化瘀，金铃子散能疏肝理气，目前，黄芪和三七已制成黄芪注射液和血栓通注射液。为了了解益气活血法和行气活血法的作用机制，笔者将黄芪注射液与血栓通注射液合用，以益气活血；血栓通注射液与金铃子散合用以行气活血。综合以上研究，无论血栓通注射液和金铃子散组成的行气活血法，还是黄芪注射液和血栓通注射液组成的益气活血法，都可以改善冠心病心血瘀阻证的症状和体征，临床上正确运用辨证论治，能发挥治疗作用的最佳效果。

3.3　作用机理

气虚心血瘀阻证组与气滞心血瘀阻证组 ET、NO 及 ET/NO 值的比较结果表明，冠心病气虚心血瘀阻证患者的血管内皮细胞的损伤程度比气滞心血瘀阻证患者严重，ET

与 NO 间的平衡遭到更严重的破坏，平衡明显倾向于 ET。因此，气虚心血瘀阻证组的促血管收缩、促血小板功能亢进、促血管平滑肌细胞增殖的因素占有更为明显的优势。而 TXB_2、$6-Keto-PGF_{1\alpha}$ 及 T/P 比值的比较结果，再次证明冠心病气虚心血瘀阻证的病情重于气滞心血瘀阻证组，由于该型血管内皮细胞受损更重，其合成、分泌的 $6-Keto-PGF_{1\alpha}$ 降低更明显，所以由代谢产生的 $6-Keto-PGF_{1\alpha}$ 值较其他组更低。又由于各种原因（包括 ET、NO 间的失衡）使该证的血小板功能尤其亢进，其合成的 TXB_2 升高较气滞心血瘀阻证组更为明显，故其代谢产物 $6-Keto-PGF_{1\alpha}$ 高于其他组，所以可知气虚心血瘀阻证患者的 TXB_2、$6-Keto-PGF_{1\alpha}$ 失衡严重于气滞心血瘀阻证患者，故 T/P 值明显较其增高，而 TXB_2、$6-Keto-PGF_{1\alpha}$ 间的失衡又会进一步加重血管的收缩、血小板功能的亢进等异常变化。综上所述，冠心病中由气病致瘀的气虚心血瘀阻证和气滞心血瘀阻证患者都存在内皮细胞的损伤，血管张力的升高。

冠心病气滞心血瘀阻证组，运用行气活血法治疗后，NO 水平有显著的提高，TXB_2、T/P 值显著降低，$6-Keto-PGF_{1\alpha}$ 值则相反变化；应用益气活血法治疗后，NO 含量、TXB_2、$6-Keto-PGF_{1\alpha}$ 及 T/P 值都没有明显变化。气虚心血瘀阻组，应用行气活血法治疗后，ET 含量的降低和 NO 水平的提高均不明显，TXB_2、$6-Keto-PGF_{1\alpha}$ 及 T/P 值没有明显变化；使用益气活血法治疗后，ET 的含量明显降低，NO 的水平显著提高，TXB_2、$6-Keto-PGF_{1\alpha}$ 显著降低，T/P 值明显升高，但效果不如行气活血法治疗气滞心血瘀阻证组，考虑是由于气虚心血瘀阻证的病情重于气滞心血瘀阻证所致。行气活血法和益气活血法都可以改善患者 ET 与 NO、TXB_2 与 $6-Keto-PGF_{1\alpha}$ 间的平衡，故益气活血法、行气活血法治疗冠心病心血瘀阻证的作用机理可能与其修复受损的内皮细胞，调节 NO 与 ET、TXB_2 与 $6-Keto-PGF_{1\alpha}$ 间的平衡有关。

参考文献

[1] 第二届全国活血化瘀研究学术会议. 血瘀证诊断标准 [J]. 中西医结合杂志，1987，7 (3)：129.

[2] 赖世隆，曹桂婵，梁伟雄，等. 中医证候的数理统计基础及血瘀证宏观辨证计量化初探 [J]. 中国医药学报，1988，3 (6)：27-32.

[3] 中华人民共和国卫生部. 中药新药临床研究指导原则：中药新药治疗胸痹（冠心病心绞痛）的临床研究指导原则 [M]. 北京：人民卫生出版社，1993：41-45.

[4] 中国中西医结合学会心血管学会. 冠心病中医辨证标准 [J]. 中西医结合杂志，1991，11 (5)：257.

[5] 全国虚证研讨会议. 中医虚证辨证参考标准 [J]. 中西医结合杂志，1987，7 (10)：598.

本文原载《现代康复》，2001，5 (4)：126-127